医学物理学实验指导

（第三版）

主　编　杨晓岚

副主编　（以姓氏笔画为序）

王志红　郑海波　黄通情

曹志峰　曾丽华

编写者　（以姓氏笔画为序）

王志红　杨晓岚　陈晓青

林　杰　郑海波　黄通情

曹志峰　曾丽华

厦门大学出版社 XIAMEN UNIVERSITY PRESS

国家一级出版社

全国百佳图书出版单位

图书在版编目(CIP)数据

医学物理学实验指导/杨晓岚主编.—3版.—厦门:厦门大学出版社,2019.7(2024.7重印)
ISBN 978-7-5615-5818-8

Ⅰ.①医…　Ⅱ.①杨…　Ⅲ.①医用物理学-实验-医学院校-教学参考资料
Ⅳ.①R312-33

中国版本图书馆CIP数据核字(2015)第272237号

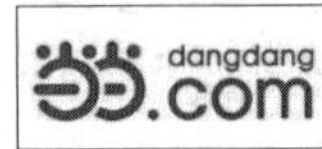

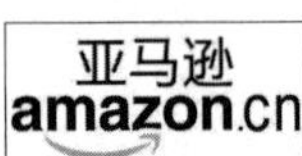

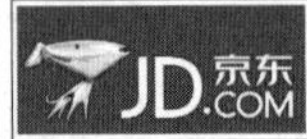

厦门大学出版社出版发行

(地址:厦门市软件园二期望海路39号　邮编:361008)
总编办电话:0592-2182177　传真:0592-2181406
营销中心电话:0592-2184458　传真:0592-2181365
网址:http://www.xmupress.com
邮箱:xmup@xmupress.com

厦门集大印刷有限公司

2019年7月第3版　2024年7月第2次印刷
开本:720×970　1/16　印张:8.75
字数:148千字

定价:30.00元

本书如有印装质量问题请直接寄承印厂调换

内容提要

本书是依据全国医药类专业医学物理学实验课程教学的基本要求，充分考虑医药类各专业特点，在多年教学实践及教学改革基础上编写而成的。全书共编入 15 个实验项目，内容包括测量误差及实验数据处理、基础物理实验、医学物理实验。总体设计上着重加强学生在实验方法、实验技术方面的训练和创新能力的培养。

本书适用于高等医学院校七年制临床医学，五年制临床医学、预防医学、口腔医学、影像医学、药学、医学检验、生物信息学等医药类各专业，也可供相关专业师生参考。

前　言

物理学是研究物质运动规律及物质基本结构的科学，是自然科学的基础之一。物理学概念的确立、规律的发现和理论的建立都有赖于科学实验，并受到实验的检验，物理实验在物理学的发展和物理学教育中占有重要地位。现代医学是建立在自然科学基础上的医学科学，医学科学的发展要求医学生应有广泛扎实的自然科学基础，因此医学生有必要进行医学物理实验的训练。通过医学物理实验课程，学习和掌握物理实验的基本知识，培养和提高科学实验的能力和素质，培养发现问题、解决问题以及综合分析的能力。

本书综合考虑了普通高等教育"十二五"国家级规划教材《医学物理学》、《大学基础物理学》和《医用物理学》的教学内容要求，针对医学院校的专业特点，结合多年的教学实践，参考国内兄弟院校的经验以及我们多年的实验教学，在我校"医学物理实验讲义"的基础上充实完善编写而成。本书绪论部分主要介绍了医学物理实验课的目的和要求及误差分析与数据处理等基础内容。实验部分包括力学、热学、电磁学、光学等方面具有代表性的15个实验，应用到了常用实验仪器如游标卡尺、示波器、分光计等，对一些基本物理量如液体表面张力系数和黏度系数进行了测定，还包括对物理规律的验证。

本书可供临床、预防、康复、口腔、影像、生物信息、检验、药学等专业学生使用，也可供相关专业技术人员参考。

参加本书编写的是福建医科大学杨晓岚、王志红、曾丽华、曹志峰、郑海波、黄通情、林杰和陈晓青。

由于编者水平所限，疏误之处在所难免，恳请读者予以指正。

作　者

2019.6

目 录

绪 论 …… 1

实验一 游标尺和螺旋测微计的使用 …… 16
实验二 酒精黏度的测定 …… 25
实验三 用棱镜分光计测定光波波长 …… 31
实验四 光栅常数的测定 …… 39
实验五 用分光计测棱镜的顶角和折射率 …… 43
实验六 验证马吕斯定律 …… 47
实验七 用牛顿环测定平凸透镜的曲率半径 …… 51
实验八 偏振光的观测 …… 58
实验九 人体皮肤电阻抗的频率特性 …… 62
实验十 电子示波器的使用 …… 66
实验十一 RC 电路暂态过程 …… 93
实验十二 惠斯通电桥测电阻 …… 97
实验十三 心电图机的使用 …… 105
实验十四 霍耳效应及其应用 …… 113
实验十五 液体表面张力系数的测量 …… 124

附录一 国际单位制单位 …… 130
附录二 基本物理常量 …… 132

绪　论

物理学是医学院校的一门公共基础课。随着科学技术的迅速发展学科之间的交叉渗透不断深入，人们更加深刻认识到医学的诊疗技术发展和物理学是密不可分的。物理学理论的应用使医学研究在理论、方法和技术上有了很大的提高。物理实验是物理学教学的重要组成部分，通过实验观察物理现象的规律性，同时验证理论的正确性。

绪论部分主要包括学习物理学实验的目的、要求、误差和有效数字以及数据处理。

一、物理实验的重要性和要求

(一) 学习医学物理学实验的重要性

物理实验课与理论课一起构成了医科院校物理学教学统一的整体。医学物理学理论课主要注重对物理学概念、规律的讨论和学习，训练学生的理论思维方法；物理实验课则以实际动手为教学手段，对学生进行全面而系统的实验方法和实验技能训练。它们具有同等重要的地位，同时也是医学生学习后续课程和将来从事医务工作的基础。

医学院校的物理实验使学生通过实验，观察和分析物理现象，加深对物理规律的认识，提高对物理理论学习的理解能力，培养学生正确使用常用的物理仪器，学会对基本物理量的测量，掌握物理实验方法，掌握误差理论和数据处理，提高实验技能。通过物理学实验教学也使学生深刻体会到物理学与他们今后工作的联系，并在实验中不断提高实验操作能力和创新能力。

(二) 医学物理学实验课程的要求

医学物理学实验是在人为创造的条件下对与医学物理学有关的自然现象

进行观察和研究的科学实践，通过实验掌握物理学实验基本知识、实验方法和实验操作技能。要求做到：

1. 实验预习

实验前应认真阅读实验教材(或实验指导书)，了解实验目的、实验原理、实验内容和注意事项，设计实验数据的记录表格等，并按要求做好预习报告，上实验课时应携带预习报告，交辅导教师审阅。

2. 实验操作

(1) 动手之前，要先认识和清点所有实验仪器、装置和器具，了解其主要功能、量程、操作方法和注意事项等。

(2) 实验时，要有目的、有计划地进行操作。仪器设备布局整齐有序，便于操作和读数；严格遵守仪器使用说明和操作规程，耐心细致地把仪器调整到最佳工作状态。开始测试后，应随时注意观察并记录各种实验现象，并在预先准备好的表格中如实准确地记录原始数据以及实验条件，以便实验后分析讨论。发现实验数据有异常应及时分析原因并排除。

(3) 记录数据时，要注意数据的有效数字和单位。不要用铅笔记录，也不要先草记在另外纸上再誊写进表格，养成直接将第一手数据记到表格中的良好习惯。若数据有错误，可用画线删除(必要时注明删除原因)，把正确的原始数据写在其旁边，不得涂改数据。记住：原始数据是实验最珍贵的资料。一份完整的原始实验记录，除数据外，应包括实验日期、环境条件、观察到的现象以及主要仪器的名称、型号和编号等。

(4) 实验结束，必须关闭电源、整理好仪器后方可离开实验室。

3. 实验报告

实验报告要求字体端正，文字简练，数据齐全，图表规范，计算正确，分析充分、具体、定量。

(1) 实验报告应包括实验名称、实验目的、实验仪器(注明仪器编号)、实验原理、数据处理和误差分析。

(2) 实验原理应突出原理中的重点(包括公式及公式中每个符号的含义、电路图、光路图等)，用简洁的语言叙述清楚就可，避免盲目抄书。

(3) 应有原始数据，数据表格设计简洁明了，使阅读者能一目了然。在数据处理和误差运算中，应有主要过程，做到有根有据，结果可信。最后结果不仅要有测量值的大小，还要有误差范围的估计。

(4) 可进一步对得出的结果进行分析讨论，找出主要影响因素的误差性质，提出改进办法，避免不管影响大小笼统抽象地罗列。

二、误差与有效数字

(一) 误差

医学物理学实验是以测量为基础的，一切物理量都是通过测量得到的。每个物理量在客观上有其确定的数值，称为真值。测量的目的是为了获得物理量的真值，但由于测量仪器精度不够、测量方法不完善、理论公式的近似、实验条件不能完全满足、实验人员操作能力等原因，只能得到测量量的近似值，与真值有一定的差值，这差值称为误差。若某物理量测量值为 x，真值为 x_0，则测量误差 δ 为：$\delta = x - x_0$。

任何测量都不可避免地存在误差，因此物理量的真值是不可知的，只能尽可能接近。通常真值用多次测量的平均值$\overline{x}$ 来代替。

由于不正确使用仪器，或读错数据等所造成的测量结果的不准确，称为错误，不是误差。错误是可能避免的，误差只能尽量减少，但不能绝对消除。

1. 误差的分类

真值不可能通过测量得到，所以在实验中只能最大限度地减小测量误差并估算出误差的范围，要减少测量误差，就需要了解产生误差的原因及其性质。测量误差按其产生的原因和性质分为系统误差和随机误差。

(1) 系统误差

在一定条件下(指仪器、方法和环境) 对同一物理量进行多次测量时(也称等精度测量)，其误差按一定的规律变化，测量结果总是偏大或总是偏小。系统误差产生的原因可能是已知的(如因游标尺的零点读数)，也可能是未知的。产生系统误差的主要原因有：

① 仪器本身不够精密。如测量仪器未经校准所造成的误差；测量仪器在结构设计原理上有缺陷；仪器零件制造和安装不正确，如标尺的刻度偏差、刻度盘和指针的安装偏心所产生的误差。

② 实验方法不完善或这种方法所依据的理论公式的近似。例如单摆的周期公式，要求摆角小于5°，把摆球看作质点，忽略空气浮力和阻力等；用安培

表测量电阻时，不考虑电表内阻的影响等所引入的误差。

③ 环境因素的影响人为无法控制，如用奥氏黏度计测量液体的黏度系数，在实验过程中室温的变化对黏度系数的影响产生的误差。

④ 实验者生理或心理特点或习惯所引起的误差。例如有人读数时，头习惯性地偏向某一方向；按动秒表时，习惯性地提前或滞后；用量杯测量液体体积时习惯性头偏高或偏低等。

系统误差的消除：消除系统误差比较复杂，没有一个简单的公式，只能根据不同的实验采用不同的处理方法。在实验中是否能及时发现系统误差并尽可能地消除，设法减小对实验数据的影响是非常重要的。消除系统误差一般方法有：在实验前对仪器进行校准；使用更精密的测量仪器；实验条件尽量满足要求（如测液体黏度系数时尽量保持恒温）；实验时采取一定的措施对系统误差进行补偿（如实验霍耳效应及其应用），实验后对结果进行修正等。

(2) 随机误差

随机误差也称偶然误差，受多种因素的影响，这些影响因素事先无法预知，同一物理量在多次测量过程中，误差以不可预知的方式随机变化，没有规律，使得测量结果有时偏大有时偏小。产生随机误差的原因比较复杂，大致可分为以下两个方面：

① 观察者感官的灵敏程度。由于不同人眼的分辨力不同，对准目标（如眼睛与液体弯液面平视）或在估读数据时所引入的误差。

② 环境因素。实验中各种微小因素的变动，如实验装置和测量仪器在各次调节操作上的不同，环境温度的微小起伏所引起的误差。

随机误差的出现，单就某一次测量是没有规律的，是不可预知的。但当进行足够多次测量时，则会发现随机误差服从一定的统计规律，可用统计方法进行估算。

2. 随机误差的统计处理方法

(1) 随机误差的估算

随机误差的特点是随机性，但是实践和理论证明，如果测量次数足够多，大部分测量的随机误差都服从一定的统计规律，这里着重介绍随机误差的正态分布。

遵从正态分布的随机误差有以下几个特征：

① 单峰性。绝对值大的误差出现的可能性（概率）比绝对值小的误差出现的概率小。

② 对称性。绝对值相等的正负误差出现的机会均等，对称分布于真值的两侧。

③ 有界性。在一定的条件下，误差的绝对值不会超过一定的限度。

④ 抵偿性。当测量次数足够多时，随机误差的算术平均值趋于零，即 $\lim\limits_{n\to\infty}\sum\limits_{i=1}^{n}\delta_i=0$。

正态分布的特征可用图 1 形象地表示。

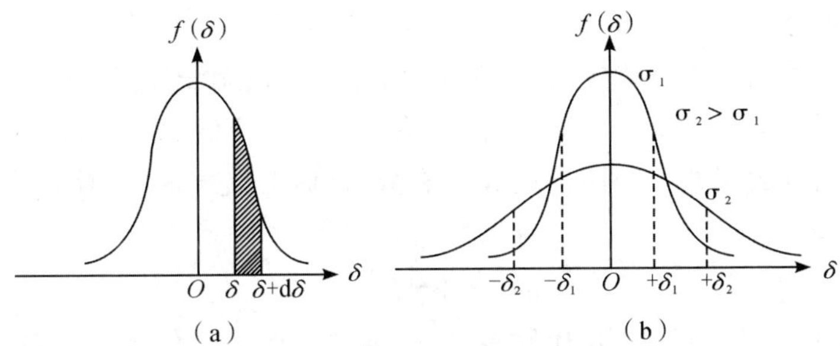

图 1　概率密度函数曲线图

横坐标表示误差 $\delta=x-x_0$（x_0 为被测量的真值），纵坐标为一个与误差出现的概率有关的概率密度函数 $f(\delta)$，其数学表达式为：

$$f(\delta)=\frac{1}{\sigma\sqrt{2\pi}}e^{\frac{-\delta^2}{2\sigma^2}} \tag{1}$$

测量值的随机误差出现在 δ 到 $\delta+d\delta$ 区间内可能性为 $f(\delta)d\delta$，即图 1(a) 中阴影所含的面积元。式(1) 中 σ 是一个与实验条件有关的常数，称为标准误差，反映测量值的离散程度，其值为：

$$\sigma=\lim_{n\to\infty}\sqrt{\frac{\sum\limits_{i=1}^{n}\delta_i^2}{n}} \tag{2}$$

式中 n 为测量次数，各次测量的随机误差为 δ_i，$i=1,2,\cdots,n$。

由式(1) 可知，随机误差的正态分布曲线的形状与 σ 值有关，如图 1(b) 所示，σ 值越小，分布曲线越尖锐，峰值 $f(\delta)$ 越高，说明绝对值小的误差占多数，每次测量误差较小，测量值的离散性较小，重复性好，测量精密度较高；反之 σ 值越大，则曲线越平坦，该组测量值误差比较大，离散性大，测量精密度低。

由于 $f(\delta)d\delta$ 是测量值随机误差出现在小区间$(\delta,\delta+d\delta)$ 的概率(可能性)，即 n 次测量值误差出现在$(-\sigma,+\sigma)$ 内的概率为：

$$P(-\sigma<\delta<\sigma)=\int_{-\sigma}^{\sigma}f(\delta)\mathrm{d}\delta=\int_{-\sigma}^{\sigma}\frac{1}{\sqrt{2\pi}\sigma}\mathrm{e}^{-\frac{\delta^2}{2\sigma^2}}\mathrm{d}\delta=68.3\% \tag{3}$$

这说明对任一次测量，其测量值误差出现在$(-\sigma,+\sigma)$区间内的概率为68.3%，即对某一物理量测量1000次，测量值误差有683次在$(-\sigma,+\sigma)$区间内出现。介于$(-2\sigma,+2\sigma)$间的概率为95.5%，介于$(-3\sigma,+3\sigma)$间的概率为99.7%。显然，测量误差的绝对值大于3σ的概率仅为0.3%。在通常有限次测量中，几乎不存在测量误差超出$\pm3\sigma$范围。

(2) 标准误差(标准偏差、方均根误差)的估算

由于真值无法准确确定，误差δ和标准误差σ也无法计算。在实际估算时采用算术平均值代替真值，用各次测量值与算术平均值的差值$\Delta x=x_i-\overline{x}$来估算各次测量的误差。当测量次数$n$有限时，标准偏差$S_x$计算公式为：

$$S_x=\sqrt{\frac{1}{n-1}\sum_{i=1}^{n}(x_i-\overline{x})^2} \tag{4}$$

公式(4)是当测量次数有限多时，标准误差的一个估计值。其物理意义为：如果多次测量的随机误差遵从正态分布，那么，任一次测量的测量值误差落在$-S_x$到$+S_x$区域之间的可能性(概率)为68.3%。通过误差理论可以证明，平均值$\overline{x}$的标准偏差为：

$$S_{\overline{x}}=\sqrt{\frac{1}{n(n-1)}\sum_{i=1}^{n}(x_i-\overline{x})^2} \tag{5}$$

公式(5)说明算术平均值的标准偏差是n次测量中的任意一次测量值标准偏差的$1/\sqrt{n}$，$S_{\overline{x}}$小于S_x，因为算术平均值比任意一次测量值x_i更接近真值，所以误差要小。$S_{\overline{x}}$的物理意义是在多次测量的随机误差遵从正态分布的条件下，真值处于$\overline{x}\pm S_{\overline{x}}$区间内的概率为68.3%。

用式(4)和(5)来计算随机误差，理论上要求测量次数要足够多，但因为受到时间的限制，重复测量的次数不可能很多，在一般的科学研究中，取10～20次，而实际一般取5～10次为宜。

3. 测量结果的表示方法

在假设没有系统误差存在的情况下，多次直接测量结果的表示方法有：

(1) 平均绝对误差

在多次重复测量中，每次测量值x_i与平均值$\overline{x}$的差用Δx_i表示，则有

$$\Delta x_1=x_1-\overline{x},\Delta x_2=x_2-\overline{x},\cdots,\Delta x_n=x_n-\overline{x}$$

平均绝对误差为

$$\Delta\overline{x}_i = \frac{1}{n}\sum_{i=1}^{n}|\Delta x_i| \tag{6}$$

测量结果表达式为

$$x = \overline{x} \pm \Delta\overline{x} \tag{7}$$

(2) 标准误差

在现代实验测量中,通常用标准误差来衡量一组测量值的精密度。当随机误差用标准误差来表示时,测量结果表示为

$$x = \overline{x} \pm S_x \text{ 或 } x = \overline{x} \pm S_{\overline{x}} \tag{8}$$

(3) 相对误差

对某一物理量采用不同精度的仪器或测量方法测量时,$\Delta\overline{x}$ 能够表示出测量的不同精确度,但对不同物理量进行测量时,却反映不出不同的精确度。例如,用米尺测量两物体的长度,测量结果为:$x_1 = (100.00 \pm 0.05)$ cm,$x_2 = (10.00 \pm 0.05)$ cm,两者的绝对误差相同,均为 0.05 cm,但前者的精确度高于后者。因此,引入相对误差,可以比较两测量结果精确度的大小。相对误差也称为百分比误差,通常用百分比表示。相对误差定义为

$$\text{相对误差} = \frac{\Delta\overline{x}}{\overline{x}} \times 100\% \tag{9}$$

测量结果表示为:

$$x = \overline{x}(1 \pm \frac{\Delta x}{\overline{x}} \times 100\%) \tag{10}$$

对计算结果的有效数字,平均绝对误差和方均根误差一般取一位且应与测量值的估计位对齐,下一位四舍五入。平均相对误差一般取一位至两位有效数字。

4. 间接测量的误差估算

物理实验中的被测量 N 不能用仪器直接测量,需要将直接测量量的平均值代入相关的函数关系式计算出结果,称 N 为间接测量量或复合量。由于各直接测量量的平均值均有误差,因此计算的结果也必然存在一定的误差,称为误差的传递,其误差的大小取决于各直测量误差的大小以及函数的具体形式。

设间接测量量与若干个直接测量量函数关系为:

$$N = f(x_1, x_2, \cdots) \tag{11}$$

$x_1, x_2\cdots$ 表示直接测量量。对上式求全微分,得:

$$dN=\frac{\partial f}{\partial x_1}dx_1+\frac{\partial f}{\partial x_2}dx_2+\cdots \tag{12}$$

式中，dx_1，$dx_2\cdots$ 和 dN 都是微小改变量，可以看成是各量值的误差，分别用 Δx_1，$\Delta x_2\cdots$ 和 ΔN 代替，则绝对误差公式表示为

$$\Delta N=\frac{\partial f}{\partial x_1}\Delta x_1+\frac{\partial f}{\partial x_2}\Delta x_2+\cdots \tag{13}$$

(12) 式称为函数误差算术传递的基本公式。将(12) 式两边平方后略去高阶小项，得

$$(dN)^2=\left(\frac{\partial f}{\partial x_1}\right)^2(dx_1)^2+\left(\frac{\partial f}{\partial x_2}\right)^2(dx_2)^2+\cdots \tag{14}$$

用标准误差 S_N^2，$S_{x_1}^2$，$S_{x_2}^2\cdots$ 代替(14) 式的 $(dN)^2$，$(dx_1)^2$，$(dx_2)^2\cdots$，得标准误差传递的基本公式：

$$S_N=\sqrt{\left(\frac{\partial f}{\partial x_1}\right)^2(S_{x_1})^2+\left(\frac{\partial f}{\partial x_2}\right)^2(S_{x_2})^2+\cdots} \tag{15}$$

根据(13) 式和(15) 式，常用函数的误差传递公式和标准误差传递公式见表 2。

表 2　常用函数的误差传递公式

数学关系 $N=f(x)$	绝对误差 $\Delta\overline{N}$	相对误差 $\Delta\overline{N}/\overline{N}$	标准误差 S_x
$A\overline{x}$	$A\Delta\overline{x}$	$\frac{\Delta\overline{x}}{\overline{x}}$	$\frac{S_x}{\overline{x}}$
$\sin\overline{x}$	$\cos\overline{x}\cdot\Delta\overline{x}$	$\tan\overline{x}\cdot\Delta\overline{x}$	$\cos\overline{x}\cdot S_x$
$\cos\overline{x}$	$\sin\overline{x}\cdot\Delta\overline{x}$	$\tan\overline{x}\cdot\Delta\overline{x}$	$\sin\overline{x}\cdot S_x$
$\overline{x}_1+\overline{x}_2+\cdots$	$\Delta\overline{x}_1+\Delta\overline{x}_2+\cdots$	$\frac{\Delta\overline{x}_1+\Delta\overline{x}_2+\cdots}{\overline{x}_1+\overline{x}_2+\cdots}$	$\sqrt{S_{x_1}^2+S_{x_2}^2+\cdots}$
$\overline{x}_1-\overline{x}_2$	$\Delta\overline{x}_1+\Delta\overline{x}_2$	$\frac{\Delta\overline{x}_1+\Delta\overline{x}_2}{\overline{x}_1-\overline{x}_2}$	$\sqrt{S_{x_1}^2+S_{x_2}^2}$
$\overline{x}_1\cdot\overline{x}_2$	$\overline{x}_1\Delta\overline{x}_2+\overline{x}_2\Delta\overline{x}_1$	$\frac{\Delta\overline{x}_1}{\overline{x}_1}+\frac{\Delta\overline{x}_2}{\overline{x}_2}$	$\sqrt{\overline{x}_2^2S_{x_1}^2+\overline{x}_1^2S_{x_2}^2}$
$\overline{x}_1\cdot\overline{x}_2\cdot\overline{x}_3$	$\overline{x}_1\cdot\overline{x}_2\cdot\Delta\overline{x}_3+$ $\overline{x}_1\cdot\overline{x}_3\cdot\Delta\overline{x}_2+$ $\overline{x}_2\cdot\overline{x}_3\cdot\Delta\overline{x}_1$	$\frac{\Delta\overline{x}_1}{\overline{x}_1}+\frac{\Delta\overline{x}_2}{\overline{x}_2}$ $+\frac{\Delta\overline{x}_3}{\overline{x}_3}$	$\sqrt{\overline{x}_2^2\cdot\overline{x}_3^2S_{x_1}^2+\overline{x}_1^2\cdot\overline{x}_3^2S_{x_2}^2+\overline{x}_1^2\cdot\overline{x}_2^2S_{x_3}^2}$ $\frac{\Delta\overline{N}}{\overline{N}}=\sqrt{\frac{S_{x_1}^2}{x_1^2}+\frac{S_{x_2}^2}{x_2^2}+\frac{S_{x_3}^2}{x_3^2}}$
$\overline{x}_1/\overline{x}_2$	$\frac{\overline{x}_1\Delta\overline{x}_2+\overline{x}_2\Delta\overline{x}_1}{\overline{x}_2^2}$	$\frac{\Delta\overline{x}_1}{\overline{x}_1}+\frac{\Delta\overline{x}_2}{\overline{x}_2}$	$\sqrt{\overline{x}_2^2S_{x_1}^2+\overline{x}_1^2S_{x_2}^2}$

例如，测得一金属圆柱体的长度 $l=(50.02\pm0.02)\mathrm{mm}$，直径 $D=(2.012\pm0.002)\mathrm{mm}$，求其体积和误差。

解：圆柱体体积

$$V=\frac{\pi d^2 l}{4}$$

$$\overline{V}=\frac{\pi\overline{d}^2\overline{l}}{4}=\frac{3.1416\times(2.012)^2\times50.02}{4}=159.0(\mathrm{mm}^3)$$

若题设中的误差为平均绝对误差，用误差传递公式：

$$\frac{\Delta\overline{V}}{\overline{V}}=\frac{\Delta\overline{d}}{\overline{d}}+\frac{\Delta\overline{d}}{\overline{d}}+\frac{\Delta\overline{l}}{\overline{l}}=2\times\frac{0.002}{2.012}+\frac{0.02}{50.02}=0.002=0.2\%$$

$$\Delta\overline{V}=\frac{\Delta\overline{V}}{\overline{V}}\times\overline{V}=0.002\times159.0=0.3\ \mathrm{mm}^3$$

求得其体积为

$$V=(159.0\pm0.3)\ \mathrm{mm}^3$$

若题设中的误差为标准误差，用标准误差传递公式：

$$\frac{\Delta\overline{V}}{\overline{V}}=\sqrt{2\times\frac{S_d^2}{d^2}+\frac{S_l^2}{l^2}}=\sqrt{2\times\left(\frac{0.002}{2.012}\right)^2+\left(\frac{0.02}{50.02}\right)^2}$$

$$=\sqrt{0.0024}=0.001=0.1\%$$

$$\Delta\overline{V}=\frac{\Delta\overline{V}}{\overline{V}}\times\overline{V}=0.001\times159.0=0.2\ \mathrm{mm}^3$$

求得其体积为

$$V=(159.0\pm0.2)\ \mathrm{mm}^3$$

(二) 有效数字及其四则运算

1. 有效数字

由于任何测量都有误差，必须正确记录测量中具有实际意义的数值，以表示测量的准确性，具有实际意义的数值就是有效数字。有效数字是由几位准确数字加上一位估计数字(欠准位) 组成的。例如用米尺测量某一物体的长度，读数不可能是 10.51 mm，因为米尺上的最小刻度是毫米，比毫米小的读数只能凭眼睛估计是十分之几，而不可能准确判断是十分之几，更不可能再估计到百分之几，即 0.5 mm 这位数是估计的，不准确的，0.01 mm 这位数就没有实际意义，可能的结果为10.5 mm或10.6 mm或10.4 mm。有效数字的最后一位数表示所用仪器的最小分度的十分之几，是不准确的一位数，表示再下一位数是所用仪器所不能测出的。

一个物理量的数值和数学上的数有着不同的意义。例如在数学上 0.2500 m = 25.000 cm。但在物理测量上 0.2500 m $\neq$ 25.000 cm，因为 0.2500 的有效位数是四位，而 25.000 的有效位数是五位。这两种不同的写法表示了两种不同精度的测量结果。

确定有效数字的位数需注意：

(1) 有效数字的位数，由所用仪器最小分度值决定。一般读数应估读到所用仪器最小分度值的下一位，但不一定估读十分之一，可根据情况（如分度的间距和数值、刻线或指针的粗细等），估读最小分度值的$\frac{1}{10}$、$\frac{1}{5}$或$\frac{1}{2}$。

(2) 有效数字的位数与小数点位置无关。更换单位时，有效数字的位数应保持不变。

例如：10.3 mm=1.03 cm=0.0103 m，虽然小数点位置不同，但都只准确到毫米这一位，都是三位有效数字。

(3) 有效数字中的"0"不能随意增删。有效数字与算术数值有区别，不仅表示测量量的大小，也表示测量量的准确性。"0"字在数字中间或数字后面都是有效数字，但在数字前面不是有效数字。例如，从数字上看 0.01020 m 和 0.010200 m 两数，1 前面的"0"表示数值的大小，2 以后的"0"对数值的大小不起作用，但从有效数字上看，2 后面的"0"是有意义的。前者是四位有效数字，后者是五位有效数字，两数表示了不同的精确程度。在测量结果的数字中，从左侧开始由第一位非"0"数字算起，所有数字都算有效数字。例 2.70、0.0131、3.03×10^{9} 都是三位有效数字。

(4) 在测量过程中往往会遇到所测量是仪器最小分度值的整数倍，这时最后一位必须加上一位 0，以表示测量的准确性。因为有效数字的最后一位数是不准确的，如果不加上这位 0，按照有效数字写法规定，与仪器最小分度对应的这位数就成为不准确的，而事实上，这位数是准确的。例如，用米尺测量一长度是毫米的17倍，应写成17.0 mm，如写成17 mm，则17中的7这位数是不准确的，但在测量中 7 mm 不是估计的，而是米尺上准确测出的。

(5) 对较大或较小的数常用10的幂次方表示。比如某一长度的测量值为 5.0 mm，以微米为单位时不能在此数后面加上"0"来表示大小，即不能写成 5000 μm，而应写成 5.0×10^{3} μm。又如测得细菌长度为 0.00235 mm，用10

幂次表示为 2.35×10^{-3} mm。

2. 有效数字四则运算规则

有效数字的正确运算关系到实验结果的精确表示，由于运算条件不一样，运算规则也不一样。一般可以依据以下运算规则：① 准确位与准确位的四则运算仍为准确位；② 准确位与欠准位或欠准位与欠准位的四则运算仍为欠准位；③ 最后结果按四舍五入法仅保留一位欠准位。

(1) 加减法(数字下面“_”是指误差所在位的数码)

相加：25.8＋2.26＝28.1

$$\begin{array}{rrrrr} & 2\,5 & . & \underline{8} & \\ + & 2 & . & 2 & \underline{6} \\ \hline & 2\,8 & . & \underline{0} & \underline{6} \end{array}$$

相减：25.8＋2.26＝23.5

$$\begin{array}{rrrrr} & 2\,5 & . & \underline{8} & \\ - & 2 & . & 2 & \underline{6} \\ \hline & 2\,3 & . & \underline{5} & \underline{4} \end{array}$$

(2) 乘除法

乘法：22.1×0.23＝5.1

$$\begin{array}{rrrrr} & 2\,2 & . & 1 & \\ \times & 0. & 2 & & 3 \\ \hline & 0 & . & \underline{6}\,\underline{6} & \underline{3} \\ + & 4 & . & 4\,2 & \\ \hline & 5 & . & \underline{0}\,\underline{8} & \underline{3} \end{array}$$

除法：25.8÷2.26＝11.4

$$\begin{array}{r|l} & 1\;1\;.\;\underline{4}\;1 \\ \hline 2.2\underline{6} & 2\;5\;.\;\underline{8} \\ & 2\;2\;.\;\underline{6} \\ \hline & \;\;3\;\;\underline{2}\;\;0 \\ & \;\;2\;\;2\;\;\underline{6} \\ \hline & \quad\;\;\underline{9}\;\;\underline{4}\;\;0 \\ & \quad\;\;\underline{9}\;\;\underline{0}\;\;\underline{4} \\ \hline & \quad\;\;0\;\;\underline{3}\;\;\underline{6} \\ & \quad\;\;2\;\;2\;\;\underline{6} \\ \hline \end{array}$$

显然，用竖式进行有效数字的四则运算很不实际，为了提高运算速度，可将上面加减运算和乘除运算分别总结为如下运算规则：

① 加减法运算规则：若干项参加加减运算时，计算结果的有效数字，应保留到与参与加减运算各项中误差最大的那个数字的最后一位估计位对齐。

如 $100.0\underline{0}+10.\underline{0}+1\underline{0}-10.00\underline{0}=11\underline{0}$ 参加运算的各项误差最大的是 10，其计算结果的最后一位就保留到 10 的个位上。

② 乘除法运算规则：计算结果的有效数字位数应保留到与参与运算的各数中有效数字位数最少的那个数的位数相同。

如 $\underline{10.0}\times1.000\div10.000=\underline{1.00}$，参加运算的 10.0 有效数字是三位，为最

少，计算结果也就保留三位。这一规则在绝大多数情况下都成立，极少数情况下，由于借位或进位可能多一位或少一位。如 $0.9\underline{5}\times 1.\underline{1}=1.0\underline{5}$ 就多一位。

据上述有效数字运算规则，在运算中经常会遇到一些特定的数或常数，如测量次数 5 或倍数 2 等，这些都当成准确数，不适合用有效数字运算法则。而对参与运算的常数，例 π、e、$\sqrt{2}$、1/3 等，其有效数字位数可认为是无限多的，计算时其有效数字位数一般取与测量量位数相同或多取一位参与运算，但最后计算结果的有效数字位数要看参与运算的测量量。如圆周周长 $2\pi R$，当 $R=3.600$ cm（四位）时，“2”是准确数，取 $\pi=3.142$（四位）或 $\pi=3.1416$（五位），最后结果有效数字位数由测量值 R 决定，结果为 22.62 cm，为四位有效数字。

从有效数字运算的结果看，位数最少的测量值对结果影响最大。因此，在测量时应尽量使各测量量的有效数字位数相接近，对位数最少的被测量应选用精密的仪器增加其有效数字位数。

有效数字的位数是由测量条件（仪器、方法）而不是由计算过程决定的，因此在选择计算工具时，不能删减有效数字的位数，否则会造成测量结果精确度的降低。特别是使用电子计算器进行运算，应注意防止随意扩大计算结果的位数。

（三）实验数据的处理

测量获得大量的实验数据，通过这些数据得到可靠的实验结果或物理规律，则需学会正确的数据处理方法。在物理实验中最常用的有列表法、作图法和逐差法等。

1. *列表法*

在记录和处理实验测量数据时，经常把数据列成表格，它可以简单而明确地表示出有关物理量之间的对应关系，便于随时检查测量结果是否正确合理，及时发现问题，利于计算和分析误差，并在必要时对数据随时查对。通过列表法可有助于找出有关物理量之间的规律性，得出定量的结论或经验公式等，还可以提高处理数据的效率，减少和避免错误。列表法是物理量测量经常使用的一种方法。列表要求：

① 简单明了，便于看出有关物理量之间的关系，方便处理数据。

② 在表格中均应标明物理量的名称和单位。

③ 表格中数据为测量值,要正确反映出有效数字。

④ 必要时应对某些项目加以说明,并计算出平均值、标准误差和相对误差。

2. 作图法

物理实验中得到的一系列测量数据,可用图线直观地表示出来,作图法就是在坐标纸上描绘出一系列数据间对应关系的图线。作好一张正确、实用、美观的图是实验技能训练中的一项基本功。

作图步骤如下:

(1) 选合适的坐标纸:根据不同实验内容和函数形式选取不同坐标纸,最常用的是直角坐标纸。根据所测得数据的有效数字和对测量结果的要求选定坐标纸的大小,原则上是以不损失实验数据的有效数字和能包括所有实验点为选择依据,一般图上的最小分格至少应是有效数字的最后一位可靠数字。

(2) 定坐标和坐标标度:通常以横坐标表示自变量,纵坐标表示因变量。标明坐标轴所代表的物理量的名称和单位。为了使图线在坐标纸上的布局合理和充分利用坐标纸,坐标轴的起点不一定从变量的"0"开始。图线若是直线,尽量使图线比较对称地充满整个图纸,不要使图线偏于一角或一边。因此,应适当放大(或缩小)纵坐标轴和横坐标轴的比例。在坐标轴上按选定的比例标出若干等距离的整齐的数值标度,标度的数值的位数应与实验数据的有效数字位数一致,纵横坐标轴的标度可以不同。选定比例时,应使最小分格代表"1"、"2"或"5"。

(3) 作标记:根据测量数据,找到每个数据点在坐标纸上的位置,用铅笔以"×"标出各点坐标,要求与测量数据对应的坐标准确地落在"×"的交点上。如在一张图上画几条曲线时,每条曲线应用不同标记如"×"、"⊙"、"△"等以示区别。

(4) 连线:用铅笔将测量点连成直线或光滑曲线。因为实验数据有一定误差,所以曲线不一定要通过所有数据点,只要求线的两侧数据点均匀分布且离线较近。

(5) 写出图纸名称和测试条件:在图纸的明显位置标明图纸的名称和测试条件等。

3. 逐差法(隔项逐差法)

逐差法是针对自变量和因变量同时做等量变化时,所测得数据等间隔相减后取其逐差平均值得到的结果。其优点是充分利用了测量数据，具有对数据取平均的效果，可及时发现差错或数据的分布规律，及时纠正总结，也是物理实验中处理数据常用的一种方法。

例如，对某物理量 x 每变化 Δx 进行 n 次测量，测得数据分别为 $x_1, x_2, \cdots, x_n$，通常把数据分成两组（例如，$n=8$）：x_1, x_2, x_3, x_4 和 x_5, x_6, x_7, x_8，隔4项差数的平均值为

$$\overline{\Delta_4 x}=\frac{(x_5-x_1)+(x_6-x_2)+(x_7-x_3)+(x_8-x_4)}{4}$$

习　题

1. 求下列各组的 $\overline{x}$、$\Delta\overline{x}$、$\Delta\overline{x}/\overline{x}$、$S_{\overline{x}}$ 值：

(1)2.904，2.902，2.900，2.903，2.900，2.904

(2)2.010，2.010，2.011，2.012，2.009，1.980

(3)8.210，8.220，8.214，8.219，8.209，8.217

2. 按照误差理论和有效数字运算规则，改正下列错误。

(1)$N=(10.800\pm0.2)$ cm

(2)58 cm = 580 mm，580 mm = 58 cm

(3)$L=(28000\pm8000)$ mm

(4)$0.0221\times0.221=0.00048841$

(5)$400\times1500\div(12.60-11.60)=600000$

3. 试用有效数字运算规则计算下列各式。

(1)$1.048+0.3$　　(2)$98.754+1.3$

(3)$18.006-12.90$　　(4)$56.0-12.00$

(5)$2.00\times10^5+2345$　　(6)$170.50-2.5$

(7)1000×0.100　　(8)$237.5\div0.10$

(9)$\dfrac{76.000}{40.00-2.0}$　　(10)$\dfrac{50.00\times(18.30-10.3)}{(103-3.0)\times(1.00+0.001)}$

(11)$\dfrac{100.0\times(5.6+4.412)}{(98.00-77.0)\times10.000}+100.0$

(12)$\dfrac{89.04678\times(3.0811-1.98)}{3}$

4. 实验测得在温度不变的情况下，气体的体积和压强变化如下，请用图示法表示。

V/cm^3	20.0	30.0	40.0	50.0	60.0	70.0	80.0
p/mmHg	76.0	51.6	38.1	30.5	25.0	21.9	19.2

实验一　游标尺和螺旋测微计的使用

一、实验目的

1. 掌握游标尺和螺旋测微计的测量原理。
2. 学会使用游标尺和螺旋测微计。

二、实验仪器

游标尺，螺旋测微计，铁线，铝柱体，玻璃管，小钢珠，分光计。

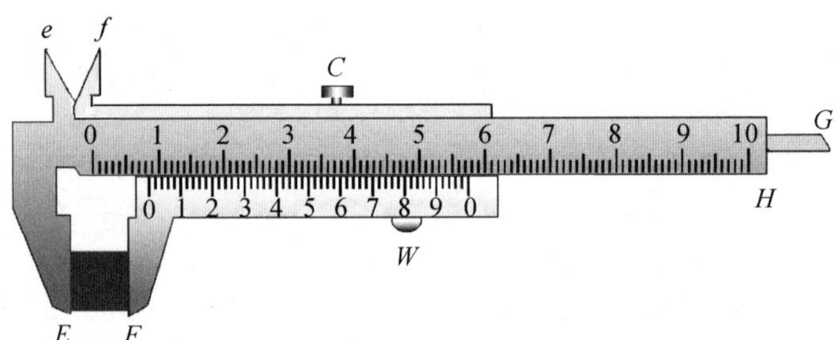

图 1-1　游标尺的构造

三、仪器构造和原理

(一) 游标尺

1. 读数原理

游标尺是由主尺与可沿主尺移动的副尺（游标）等部分组成的。主尺最小分格常为 1 mm，游标上的分格，通常取主尺的 $m-1$ 分格相当的长度分为 m 个等分（如图 1-1，$m=50$）。若主尺每一分格长度为 y，游标每一分格长度为 x，$(m-1)y=mx$，则 $y-x=\dfrac{y}{m}$。

$y-x$ 为主尺每一分格长度与游标每一分格之差，以 Δx 表示，称作游标最小读数值。游标最小读数值 $\Delta x=\dfrac{y}{m}$ 有几种不同数值，常见的有以下几种：

主尺每一分度 y	1 mm	1 mm	1 mm	0.5 mm
游标总的分格数	10	20	50	25
游标尺最小读数值 $\Delta x=\dfrac{y}{m}$	0.1 mm	0.05 mm	0.02 mm	0.02 mm

利用游标测量物体长度，如图 1-2 所示，若物体的一端与主尺的零分格线对齐，另一端在主尺的第 N 条分格线与第 $N+1$ 条分格线之间，并且与第 N 条分格线的距离为 ΔL，显然，该物体长度 L 为：

$$L=Ny+\Delta L$$

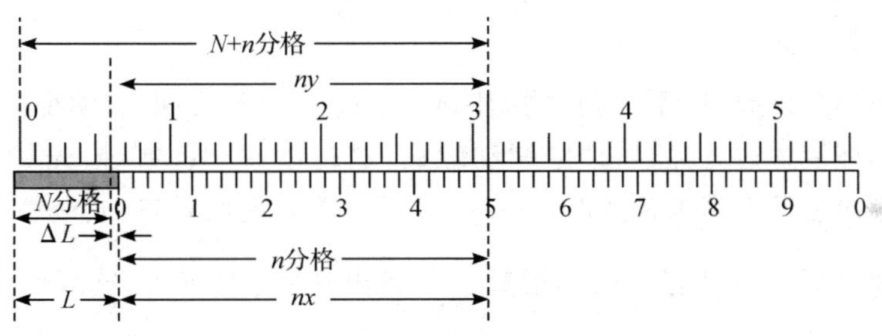

图 1-2　游标尺

如果此时游标上第 n 条分格线与主尺第 $N+n$ 条分格刻线对齐，则：

$$\Delta L=ny-nx=n(y-x)=n\cdot\frac{y}{m}$$

所以

$$L=Ny+n\frac{y}{m} \tag{1-1}$$

式(1-1) 指出物体长度 L 等于主尺上毫米整数部分 Ny 与游标上的毫米小数部分 $n\dfrac{y}{m}$ 上之和。测量时应先由游标的零刻度线的位置定出主尺上的 N 读数，然后，在游标上找出与主尺刻度线对齐的刻线，读出 n。

测量中如遇到游标与主尺的分格线没有一条对齐时，可选取最接近对齐的游标分格线。

2. 构造

游标尺构造如图1-1所示，EF 和 ef 为测量钳口。Ee 固定在主尺上，Ff 随游标而移动。游标上的螺旋（或螺杆）C 的作用是固定游标的位置，称为制动螺旋，钳口 EF 用来测量物体的长度或外径，钳口 ef 用来测内径，小尺 G 用来测深度。小推轮 W 用来移动游标，当推动小推轮时，钳口 EF 及 ef 同时分开相同的一段距离，而小尺 G 与由主尺末端伸出相同长度。它们相应的读数均可由主尺与游标读得。

3. 使用方法

测量前先推动小推轮 W，使钳口 EF 密合，这时尺面读数称为零点读数。若主尺零线与游标零线对齐，读得数值为零，称为零点读数为零。若不对齐，零点读数就有数值。

4. 测量

(1) 长度测量

记下零点读数 A_0 后，将待测物体放置在钳口 EF 之间，推动小推轮 W 使钳口与物体接触适宜，然后锁紧制动螺旋，进行读数。读数时，先从游标"0"线位置定出主尺上毫米整数部分（Ny）。再找出与主尺对齐（或最靠近）的游标上刻线格数 n，乘上游标最小读数值 $\frac{y}{m}$ 得出毫米小数部分，这两个读数之和即为所测长度的尺面读数 A，尺面读数 A 减去零点读数 A_0，得到所测长度 L，$L=A-A_0$。如图1-2所示，游标"0"线在6与7 mm之间，游标上第25条分格线与主尺某一分格对齐（或最靠近对齐）。主尺每分格 $y=1$ mm，游标总分格为 $n=50$。因为 $N=6$，$n=25$，物体长度的尺面读数

$$
\begin{aligned}
A &= Ny + n\,\frac{y}{m} \\
&= 6\times 1\ \text{mm} + 25\times\frac{1}{50}\ \text{mm} \\
&= 6\ \text{mm} + 0.50\ \text{mm} \\
&= 6.50\ \text{mm}
\end{aligned}
$$

物体长度 $L=A-A_0$，如 $A_0=0$，则 $L=A=6.50$ mm。

零点读数 A_0 可正可负，因为物体所测长度 $L=A-A_0$，显然当游标零线在主尺零线左边时 A_0 为负数，在右边时 A_0 为正数。

(2) 测圆筒内径

使 ef 插入待测圆筒内进行测量，读数方法与长度测量相同。

(3) 测筒的深度

将小尺 G 垂直插到筒底部进行测量，读数方法同上。

(4) 测量偏转的角度

分光计上有一套在转轴上的度盘（圆弧尺），全盘刻有 720 个等分刻线，刻度为 0.5° 即 30′，其旁附有游标，该游标（副尺）上的 30 分格对应主尺上的 29 分格，因此主尺和副尺每小格之差 $\Delta=30'/30=1'$，其读数方法如图所示。

图 1-3 中，主、副尺 0 线对齐，游标上的 30 分格对应主尺上 29 分格。图 1-4 中，游标 0 线在主尺 22° 与 22°30′ 之间，游标上第 13 分格与主尺上某一分格对齐，读数为 22°13′。图 1-5 中，游标 0 线在主尺 228°30′ 与 229° 之间，游标上 18 分格与主尺上某一分格对齐，读数为 228°48′。

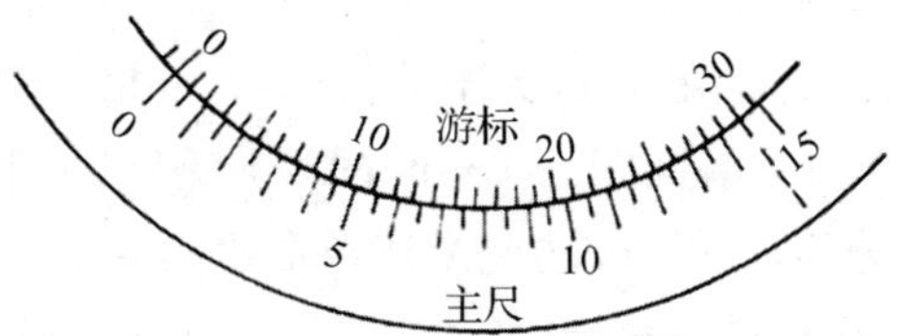

图 1-3　主、副尺 0 线对齐，游标上的 30 分格对应主尺上 29 分格

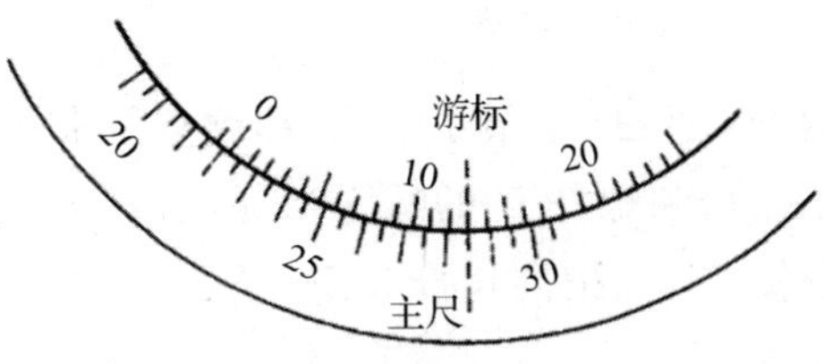

图 1-4　读数为 22°13′

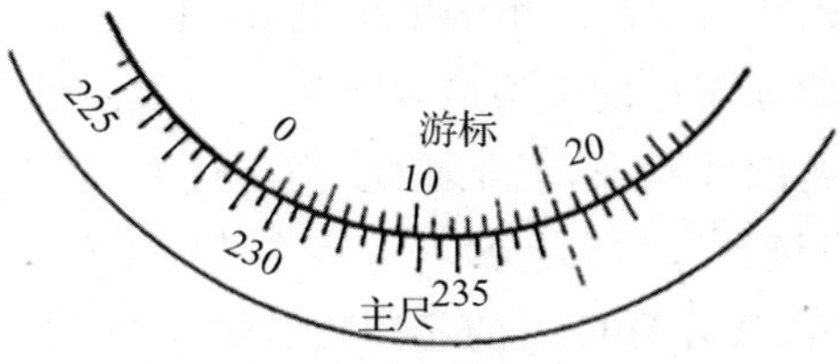

图 1-5　读数为 228°48′

(二)螺旋测微计

1. 构造

螺旋测微计原理与游标尺一样。不过,它是利用旋转杆旋杆前进或后退来量度的,其游标不是直尺而是曲尺,其构造如图 1-6 所示。

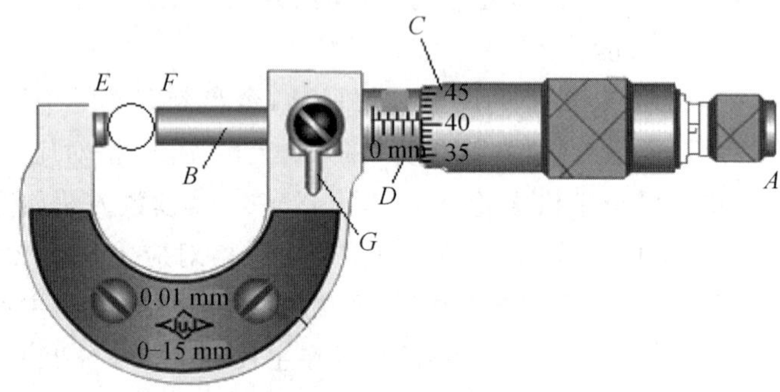

图 1-6　螺旋测微计

图中 D 为主尺,B 为螺旋杆,C 为微分筒,刻有分格。主尺上有一条读数基准线,基准线上方和下方各有间距为 1 mm 的等分刻度,上下方两相邻等分线的间距为 0.5 mm。微分筒的棱边作为毫米读数指示线,B、C 与旋柄 A 连在一起,旋转旋柄 A 时,螺杆 B 作前后移动,使钳口 EF 分开或合拢,C 亦随之在主尺 D 上左右移动,B 所移动的距离,即 EF 间距离,其值从 C 及主尺 D 上的刻度读出。

2. 读数原理

常用的螺旋测微计主尺 D 上最小分度(即读数基准线上下方两相邻等分线的距离)为 0.5 mm,恰和螺杆 B 的螺距相等,当 C 转动一周,螺杆 B 移动 0.5 mm,通常在微分筒 C 上,把周长分成 50 等分,因此,当 C 转过一个分格,螺杆 B 移动$\frac{1}{50}\times 0.5$ mm,即 0.01 mm,还可估计至 0.1 分度,即可以估计到 0.001 mm 这一位,螺旋测微计最小刻度值为 0.01 mm。

当 EF 密合时,微分筒 C 的棱边应与主尺 D 上零刻线重合,并且 C 上零刻线应与 D 上的读数基准线对齐,若非如此,则应从 C 上刻线及 D 上横线读出数值,此数值称“零点读数”。当微分筒 C 上的零刻线在主尺 D 的基准线上方时,零点读数 A_0 为负;微分筒 C 上的零刻线在主尺 D 的基准线下方时,A_0 为正。物体长度 L 等于所测尺面长度减去零点读数。

当 EF 间放进待测物体时，螺杆 B 向右退，微分筒 C 亦向右退，所退距离即为所测物体长度，待测物体长度的尺面读数 A 为：

$$A=\left[\frac{N}{2}+\frac{n}{100}\right]\ \text{mm}$$

式中，N 为半毫米数，由读数指示线的位置决定，从主尺上读得；n 为微分筒上的分格数，由读数基准线及 C 上读数获得。因此，读数时应先从主尺上读得 N 的数值，然后从微分筒上读得 n 的数值。如图 1-7 所示，从读数指示线位置读得主尺上毫米数 $N=7$，即 3.5 mm；从读数基准线读得微分筒 C 上读数 $n=23.2$，即 0.232 mm，二者之和为尺面读数 3.732 mm。

被测量尺面读数

$$\begin{aligned}A&=\left[\frac{N}{2}+\frac{n}{100}\right]\ \text{mm}\\&=\left(\frac{7}{2}+\frac{23.2}{100}\right)\ \text{mm}\\&=3.732\ \text{mm}\end{aligned}$$

又如图 1-8，$N=6$，$n=15.9$，则

$$\begin{aligned}A&=\left(\frac{6}{2}+\frac{15.9}{100}\right)\ \text{mm}\\&=3.159\ \text{mm}\end{aligned}$$

如零点读数 $A_0\neq 0$，则所测物体长度 L 为

$$L=A-A_0$$

与游标卡尺的零点读数相同，A_0 可正可负，当微分筒上的零线在主尺读数基准线之下时 A_0 为正数，反之为负数。

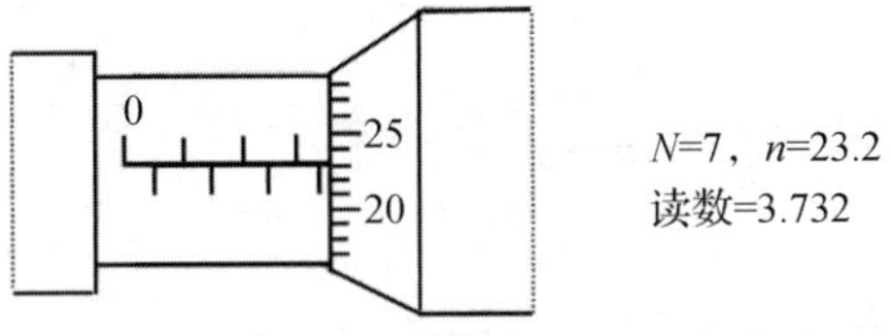

图 1-7　螺旋测微计读数

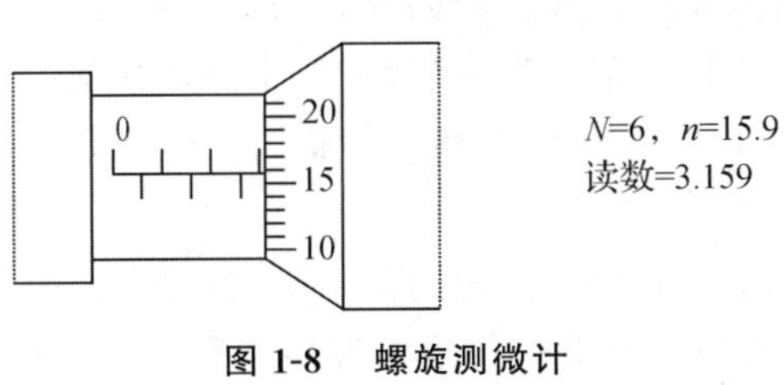

图 1-8　螺旋测微计

3. 使用方法

(1) 左手握 U 形把手，右手转动微调螺旋 A，使 E 与 F 稍稍分离后再靠拢，EF 密合后顺时针转动 A，听到喀喀响两三声即停止转动，扳紧制动螺杆 G 使螺旋杆 B 固定不动，记下零点读数。

(2) 松开固紧螺杆 G，转动微分筒 C，将待测物体正确放于 E 与 F 之间，然后，转动微分筒 C，当 E 与 F 端面将要与待测物体接触时，改变旋柄 A，听到喀喀声响时(两端正好与物体接触)，将 F 上的制动螺杆扳紧，使螺杆 B 位置固定，然后记下读数。

四、注意事项

1. 使用游标尺时，要先观察游标的分度，确定其精密度。

2. 使用游标尺和螺旋测微计时，必须进行零点读数，注意其正负符号。

3. 使用螺旋测微计时，旋转旋柄 A，当听到喀喀响时，不应继续旋紧，此时表示钳口已密接或已与待测物体紧接，如继续旋转将损坏测微计的准确度，望加注意。

4. 螺旋测微计使用完毕后，应使螺旋测微计螺杆 B 和固定测砧 E 之间保持一定的空隙，防止受热膨胀而损坏螺旋测微计螺杆。同样原因游标卡尺的钳口 E、F 也要离开一段缝隙。

5. 测量时应按有效数字进行记录。

五、实验内容与步骤

1. 分别用游标尺和螺旋测微计测量铝柱体直径三次。

2. 用游标尺测量玻璃管开口处内外径及深度各三次。

3. 用螺旋测微计测小钢球直径(选取三个不同位置)。

4. 选择适当的工具测铁线长度、直径，并用误差传递公式计算出它的体积。

5. 测量分光计底盘上刻有标志两位置所夹的圆心角。(测量角度时望远镜支臂上的标志线要与底盘上标志线对齐后读数。)

六、数据记录与处理

螺旋测微计最小刻度 ________ mm，游标尺最小读数值 ________ mm。

表 1-1　用游标尺和螺旋测微计测铝柱体的直径

工具 / 读数 / 次数	游标尺 /mm			螺旋测微计 /mm		
	零点读数 (A_0)	尺面读数 (A)	$A-A_0$	零点读数	尺面读数	$A-A_0$
1						
2						
3						
平均值	—	—		—	—	
测量结果(平均绝对误差)						

表 1-2　游标尺测玻璃管内、外径及深度

名称 / 读数 / 次数	内径 /mm			外径 /mm			深度 /mm		
	A_0	A	$A-A_0$	A_0	A	$A-A_0$	A_0	A	$A-A_0$
1									
2									
3									
平均值	—	—		—	—		—	—	
平均绝对误差									
平均相对误差									
测量结果(用相对误差表示)									

表 1-3　用螺旋测微计测小钢球直径

读数 / 次数	零点读数(A_0)/mm	尺面读数(A)/mm	$A-A_0$/mm
1			
2			
3			
平均值	—	—	
测量结果(用绝对误差表示)			

表 1-4　测量铁线的长度、直径

名称 / 读数 / 次数	长度 L/mm			直径 d/mm		
	A_0	A	$A-A_0$	A_0	A	$A-A_0$
1						
2						
3						
平均值	$\overline{L}=$			$\overline{d}=$		

表 1-5　测量圆心角

位置 / 读数 / 次数		位置 Ⅰ	位置 Ⅱ	望远镜转过角度 (θ)	$\theta_{cp}=\frac{\theta_左+\theta_右}{2}$
1	左				
	右				
2	左				
	右				
3	左				
	右				
θ_{cp} 平均值					

附：计算铁线体积根据 $V=\pi\left(\frac{d}{2}\right)^2\cdot L=\frac{1}{4}\pi\cdot d^2\cdot L$ 及复合量误差传递公式(见绪论)依次算得各量如下：

$\overline{L}=$ ________，$\Delta\overline{L}=$ ________，$\overline{d}=$ ________。

$\Delta\overline{d}=$ ________。

$\frac{\Delta\overline{V}}{\overline{V}}\times100\%=\left(\frac{\Delta\overline{d}}{\overline{d}}+\frac{\Delta\overline{d}}{\overline{d}}+\frac{\Delta\overline{L}}{\overline{L}}\right)\times100\%=$ ________。

$\overline{V}=\frac{1}{4}\pi\cdot(\overline{d})^2\cdot\overline{L}=$ ________。

$\Delta\overline{V}=\overline{V}\cdot\frac{\Delta\overline{V}}{\overline{V}}=$ ________。

$V=\overline{V}\pm\Delta\overline{V}=$ ________。

实验二　酒精黏度的测定

一、实验目的

利用奥氏黏滞计测酒精的黏度。

二、实验仪器

奥氏黏滞计,支架,大玻璃缸,量杯,温度计,停表,酒精,蒸馏水。

三、实验原理

黏度 η 为表征流体流动特性的物理量。不同流体其黏度不同,同一流体,其黏度随温度而变化,液体黏度随温度升高而减少。黏度的测定有很多方法,本实验根据泊肃叶公式,使用奥氏黏滞计(毛细管黏滞计)将酒精与蒸馏水(已知黏度)进行比较而测定。

黏性流体在等截面细管中作稳定流动时,如果雷诺数不大,则流动形态是层流。由黏性流体的伯努利方程可知,要使管内的流体匀速流动,必须有一个外力来抵消黏滞力,这个外力就是来自管子两端的压强差。实验表明,在等截面细圆管内作层流的黏性流体,其体积流量与管子两端压强差成正比,即:

$$Q=\frac{S^2\Delta p}{8\pi\eta L} \tag{2-1}$$

式中,η 为黏度系数,S 为毛细管截面积,L 为毛细管长度,Δp 为毛细管两端压强差，因此在时间间隔 t 时间流过毛细管 L 的某一截面的液体体积 V 为：

$$V=\frac{S^2\Delta p}{8\pi\eta L}t \tag{2-2}$$

从公式中可知，如果要通过直接测量来得到液体的黏度，就需要知道液体的体积 V，毛细管截面积 S，毛细管长度 L，毛细管两端压强差 Δp 以及时间 t，显然，这是很困难的。因此常用比较法进行测量。所谓比较法就是用以已知黏度系数的液体与相同体积的待测液体通过比较来测得其黏度系数，本实验根据已知黏度的液体（蒸馏水）和待测液体（酒精）在同一黏滞计中进行实验来比较测定酒精的黏度。

实验时，待测液体（以下标“1”表示）和另一黏度为已知的液体（以下标“2”表示）于同一毛细管黏滞计中进行。由式(2-2)看出，若使两种液体由毛细管流出的体积相同，即：$V_1=V_2$，

$$V_1=\frac{{S_1}^2\Delta p_1}{8\pi\eta_1 L_1}t_1,V_2=\frac{{S_2}^2\Delta p_2}{8\pi\eta_2 L_2}t_2$$

因两种液体在同一黏滞计中进行实验，所以

$$L_1=L_2,S_1=S_2$$

整理上列两式得

$$\frac{\eta_1}{\eta_2}=\frac{\Delta p_1\cdot t_1}{\Delta p_2\cdot t_2} \tag{2-3}$$

实验装置如图 2-1 所示，U 形管是奥氏黏滞计，L 是黏滞计中的毛细管，黏滞计两臂的玻璃泡 P 及 Q 的作用是使液面变化较慢，使液体作稳定流动。液体从较粗的玻璃管 D 注入，利用打气球将 Q 泡中的液体慢慢地压到 P 泡中，一直到 P 泡中的液面上升到 P 泡的上横刻线 A 之上（注意勿使液体从 P 泡溢出）。拨下打气球的通气管 S，让液体在自身重力作用下往下流动。当液面下降到 P 泡横刻线 A 时，启动停表开始计时，当液面下降到 P 泡的下横刻线 B 时，制动停表，所测得的时间就是液体从 P 泡中液面 A 下降到 B 的时间，也是相同体积的液体流经毛细管 L 所需的时间 t。

在实验中，液体是在重力作用下流动的，若在两次实验中液面高度差相同，则两次压强差 Δp 之比等于两液体的密度 ρ 之比，则：

$$\frac{\Delta p_1}{\Delta p_2}=\frac{\rho_1}{\rho_2} \tag{2-4}$$

将式(2-4)代入式(2-3)中，则

$$\eta_1 = \frac{\rho_1 t_1}{\rho_2 t_2}\eta_2 \tag{2-5}$$

可见，只要知道两种液体的密度 ρ_1 和 ρ_2，及相同体积两种液体流过相同奥氏黏滞计的时间 t_1 和 t_2，并知道已知液体的黏度 η_2 就可由式(2-5)求得待测液体的黏度 η_1。

本实验以蒸馏水作为已知液体，可从附表查出其实验温度时的 η_2 及其密度 ρ_2，酒精为待测液体，亦可从附表查出其实验温度时的密度 ρ_1。

由于黏度随温度变化，为了使液体在实验过程中保持稳定的温度，把黏滞计放在盛水的大玻璃缸中，缸中液面高度应超过刻痕 A，以保证待测液恒温，并在水中放入温度计以测出其温度。

四、实验内容与步骤

1. 用 2 ～ 3 mL 待测液体清洗黏滞计，使毛细管中无气泡。

2. 按图 2-1 装置，把黏滞计放入缸中，黏滞计必须保持垂直(从两个不同方向观察是否垂直)，可由夹子 K 和 E 调节之。

3. 用量杯将适量的酒精(6 ～ 7 mL) 由 D 处注入黏滞计中，测其时间 t_1，重复测五次求平均值。

4. 用蒸馏水清洗黏滞计，然后将与酒精相同体积的蒸馏水注入黏滞计中，测其时间 t_2，重复测五次求平均值。

5. 由温度计测量实验前后温度，求其平均值。

6. 改变水的温度，将大玻璃缸中的水倒出约 100 mL，换成热水，测量在温水中实验时，蒸馏水流过 A、B 刻痕所需要的时间，定性了解蒸馏水黏滞系数随温度变化的情况。

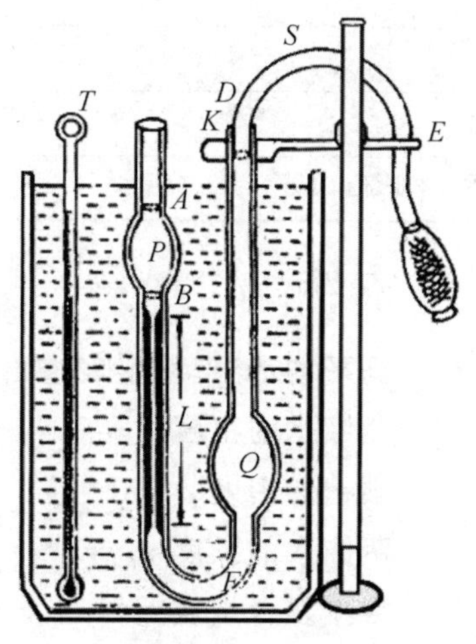

图 2-1　奥氏黏滞计测黏度系数

五、注意事项

1. 拆卸或安装黏滞计时务必特别小心以免损坏，黏滞计弯曲处(F) 最易折断。
2. 按停表不可用力过猛，否则易将停表弄坏。
3. 黏滞计必须保持竖直。

六、数据记录与处理

1. 实验前水温 $T_1=$ ________℃；实验后水温 $T_2=$ ________℃。

表 2-1　相同体积的蒸馏水与酒精流过奥氏黏滞计的时间

次数	酒精从刻线 A 降到 B 的时间 t_1/s	水从刻线 A 降到 B 的时间 t_2/s
1		
2		
3		
4		
5		
平均值		

平均水温 $T=\dfrac{T_1+T_2}{2}=$ ________℃。

据平均水温，从附表查出(或用线性插值法计算出) 下列各已知量：

蒸馏水的密度 $\rho_2=$ ________$\mathrm{kg/m^3}$；

酒精的密度 $\rho_1=$ ________$\mathrm{kg/m^3}$；

蒸馏水的黏度 $\eta_2=$ ________Pa · s。

根据复合量误差传递公式(见绪论)，依次算出如下各量：

$\bar{t}_1=$ ________，$\Delta\bar{t}_1$ ________；

$\bar{t}_2=$ ________，$\Delta\bar{t}_2$ ________；

$\dfrac{\Delta\bar{\eta}_1}{\bar{\eta}_1}=(\dfrac{\Delta\bar{t}_1}{\bar{t}_1}+\dfrac{\Delta\bar{t}_2}{\bar{t}_2})\times100\%=$ ________；

$$\bar{\eta}_1 = \frac{\rho_1}{\rho_2} \cdot \eta_2 \cdot \frac{\bar{t}_1}{\bar{t}_2} = \underline{\qquad\qquad\qquad}；$$

$$\Delta\bar{\eta}_1 = \bar{\eta}_1 \cdot \frac{\Delta\bar{\eta}_1}{\bar{\eta}_1} = \underline{\qquad\qquad\qquad}；$$

$$\eta_1 = \bar{\eta}_1 \pm \Delta\bar{\eta}_1 = \underline{\qquad\qquad\qquad}。$$

表 2-2　水的黏滞系数随温度变化

项目＼次数	1(常温)	2(加温)	3(加温)
T/℃			
t/s			
结论			

表 2-3　水的黏度、水的密度及酒精的密度

温度 /℃	水的黏度 $\eta_2 \times 10^{-3}$/(Pa·s)	水的密度 $\rho_2 \times 10^{2}$/(kg/m^3)	酒精的密度 $\rho_1 \times 10^{2}$/(kg/m^3)
10	1.3077	9.9973	7.9739
11	1.2713	9.9963	7.9704
12	1.2362	9.9952	7.9620
13	1.2028	9.9940	7.9535
14	1.1709	9.9927	7.9451
15	1.1404	9.9913	7.9367
16	1.1111	9.9897	7.9283
17	1.0828	9.9880	7.9193
18	1.0559	9.9862	7.9114
19	1.0299	9.9842	7.9029
20	1.0050	9.9823	7.8945
21	0.9810	9.9802	7.8860
22	0.9587	9.9780	7.8775
23	0.9358	9.9757	7.8691
24	0.9142	9.9732	7.8605
25	0.8937	9.9707	7.8522

续表

温度 /℃	水的黏度 $\eta_2 \times 10^{-3}$/(Pa·s)	水的密度 $\rho_2 \times 10^2$/(kg/m³)	酒精的密度 $\rho_1 \times 10^2$/(kg/m³)
26	0.8737	9.9681	7.8437
27	0.8545	9.9654	7.8352
28	0.8360	9.9626	7.8267
29	0.8180	9.9597	7.8182
30	0.8007	9.9567	7.8097
31	0.7840	9.9537	7.8012
32	0.7679	9.9505	7.7927
33	0.7523	9.9473	7.7341
34	0.7371	9.9440	7.7756

注:温度非整数时,请采用线性插值法求近似值,线性公式:$y = y_0 + (y_1 - y_0)\dfrac{x - x_0}{x_1 - x_0}$。如要查22.4 ℃水的黏度,温度22.4 ℃是介于22 ℃到23 ℃之间,从表中只能查出22 ℃及23 ℃时水的黏度。在此情况下,$x = 22.4$ ℃,$x_0 = 22$ ℃,$x_1 = 23$ ℃,$y_0 = 0.9587 \times 10^{-3}$ Pa·s,$y_1 = 0.9358 \times 10^{-3}$ Pa·s,则 $y = 0.9587 \times 10^{-3} + (0.9358 \times 10^{-3} - 0.9587 \times 10^{-3}) \times \dfrac{22.4 - 22}{23 - 22} = 0.9495 \times 10^{-3}$ Pa·s。

实验三　用棱镜分光计测定光波波长

一、实验目的

1. 初步学会分光计的使用。
2. 测量光谱线的波长。
3. 观察连续光谱。

二、实验仪器

分光计，三棱镜，DY-Ⅱ 型放电管，双面平面镜。

三、仪器说明

（一）分光计

分光计主要由三个部分组成，如图 3-1 所示。

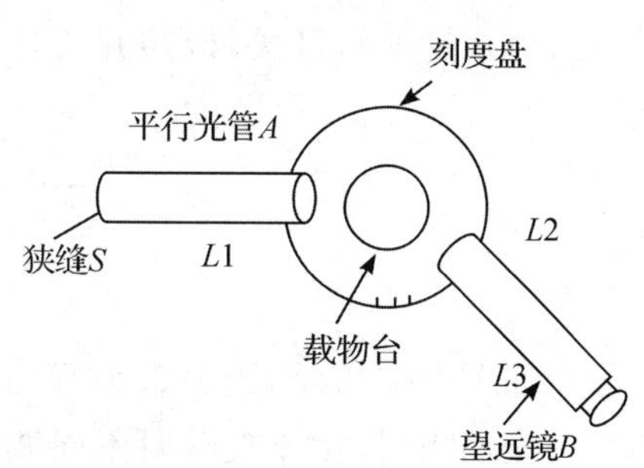

图 3-1　分光计示意图

平行光管 A：由狭缝 S 及透镜 $L1$ 组成，其中 S 的宽度可调，S 与 $L1$ 之间的距离即平行光管的长度亦可调。当 S 处在 $L1$ 的焦平面时，S 上的光线通过 $L1$ 后将以平行光出射。平行光管基本固定不动，但可以通过螺丝进行适当的左右和高低调整。

读数装置和载物台：刻度盘由刻度圈（主尺）和内圆盘（有两个游标在一条直径的两端）组成。主尺最小刻度对应的圆心角为0.5°即30′；游标则是把29个主尺刻度分成30等分，即游标每刻度对应的圆心角为29′，主尺和游标每刻度相差1′。因此分光计能准确测量到1′的角度。在刻度盘上还有一个与它同轴的载物台，实验时三棱镜放在载物台上，并用一簧片压紧固定。实验前需将载物台面调水平，并确保实验时光线能通过载物台上的三棱镜。

望远镜B：主要由物镜$L2$和目镜$L3$组成，其中$L3$的焦距可调，$L2$与$L3$之间的距离即望远镜的筒长可以调节。望远镜的作用是用来观测光线经棱镜折射后的图样。实验前应进行目镜调焦和望远镜调焦。望远镜筒的高低和左右可以通过螺丝调整。实验时必须调整平行光管、望远镜筒的轴线在同一水平面上，且垂直于载物台的竖直轴。望远镜筒可绕竖直轴旋转，并可带动刻度盘一起转动，因此望远镜停留的位置可由刻度盘及游标读出的读数表示，望远镜转过的角度可由望远镜前后两次的位置读数相减得到。

（二）DY-Ⅱ 型放电管多用电源

该仪器主要包括高压电源和放电管。

1. 高压电源

当输入交流电压$220\times(1\pm5\%)$ V时，其输出直流开路工作电压为2400 V（全压）或1200 V（半压），可通过旋钮调节工作电流（光强）。

2. 放电管（氢、氦、氖）

装在高度可调的管架盒上，接通电源，即可点燃各放电管，其触发电压为7200 V（全压）或6000 V（半压）。更换点燃放电管时，应先将电源开关关上，然后再拨动换灯开关，以防开关打火，烧毁转换开关。

四、实验原理

如图3-2所示，当一束平行光入射到三棱镜侧面的光面，经过两次折射从另一光面出射，由于玻璃对不同波长的光的折射率略有不同，因此出射光将产生色散现象。当波长已知的复色光源（如氦光）以某一入射角α入射，记录出射光中各波长谱线的出射位置（角度θ）。根据所测的波长λ与对应出射角度θ

的若干个数据点，拟合出一条 λ-θ 的关系曲线，即以 α 角入射的光线的定标曲线。待测波长的光也以相同的 α 角入射，测出其出射的角度 θ，则可以从定标曲线上求得对应的波长。

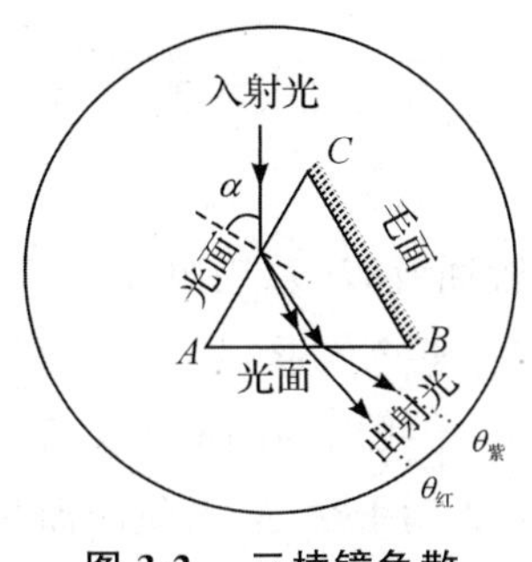

图 3-2　三棱镜色散

五、实验内容与步骤

1. 调整分光计

参看附录。

2. 确定合适的入射角

把氦光谱管直立于平行光管狭缝前，接通电源点燃氦放电管。将三棱镜放在载物台上，注意平行光管出射的光线应从靠近 C 点一侧而非 A 点一侧的方向入射。转动望远镜，让谱线进入望远镜视野。转动三棱镜改变入射角，可观察到谱线整体向某方向移动，当转到一定角度时，继续按原方向转动三棱镜，谱线不再移动，然后往反方向移动，取某一条谱线停止移动时的三棱镜位置，固定三棱镜。以下实验过程中不得改变光线的入射角度。

3. 测量氦光谱各波长光线所对应的出射位置 θ 值

转动望远镜，让目镜叉丝的正中竖直线依次对准各谱线，记录圆盘刻度值 θ(两游标读数值分别记为左、右读数)。重复测三次。

4. 测定未知波长谱线所对应的圆盘刻度读数值 θ

切断电源，拨动换灯开关，将氦放电管换成氖放电管，按步骤 3 测量红光谱线(氖光谱中最红的一条)和黄光谱线(黄色谱线中最明亮的一条)对应的

圆盘刻度读数 θ。

5. 用坐标纸描绘定标曲线 θ-λ，并求出氖红、黄两条谱线的波长。

六、注意事项

1. 不要随意拨动放电管插座，注意用电安全。

2. 确定三棱镜入射角后，整个实验过程中不得改变三棱镜与平行光管的相对位置，以保持各放电管的光线以相同的入射角入射。

3. 三棱镜的两个光面不要用手触摸，以免模糊光面，贵重器件小心爱护。

4. 更换点燃放电管时，应先将电源开关关上，然后拨动换灯开关，以防开关打火。

5. 多用电源工作电流控制在 6 mA 以内。

七、数据记录与处理

表 3-1　测定谱线对应的刻度

<table>
<tr><td colspan="2" rowspan="2"></td><td colspan="2">1</td><td colspan="2">2</td><td colspan="2">3</td><td>$\bar{\theta}$</td><td rowspan="2">波长 /nm</td></tr>
<tr><td>左读数</td><td>右读数</td><td>左读数</td><td>右读数</td><td>左读数</td><td>右读数</td><td>$\frac{\overline{左读数}+\overline{右读数}}{2}$</td></tr>
<tr><td rowspan="8">氦</td><td>红</td><td></td><td></td><td></td><td></td><td></td><td></td><td></td><td>706.5</td></tr>
<tr><td>红</td><td></td><td></td><td></td><td></td><td></td><td></td><td></td><td>667.8</td></tr>
<tr><td>黄</td><td></td><td></td><td></td><td></td><td></td><td></td><td></td><td>587.6</td></tr>
<tr><td>绿</td><td></td><td></td><td></td><td></td><td></td><td></td><td></td><td>504.7</td></tr>
<tr><td>绿</td><td></td><td></td><td></td><td></td><td></td><td></td><td></td><td>501.6</td></tr>
<tr><td>绿</td><td></td><td></td><td></td><td></td><td></td><td></td><td></td><td>492.2</td></tr>
<tr><td>兰</td><td></td><td></td><td></td><td></td><td></td><td></td><td></td><td>471.3</td></tr>
<tr><td>紫</td><td></td><td></td><td></td><td></td><td></td><td></td><td></td><td>447.1</td></tr>
<tr><td rowspan="2">氖</td><td>红</td><td></td><td></td><td></td><td></td><td></td><td></td><td></td><td></td></tr>
<tr><td>黄</td><td></td><td></td><td></td><td></td><td></td><td></td><td></td><td></td></tr>
</table>

八、附录　分光计的调整

(一) 分光计结构图

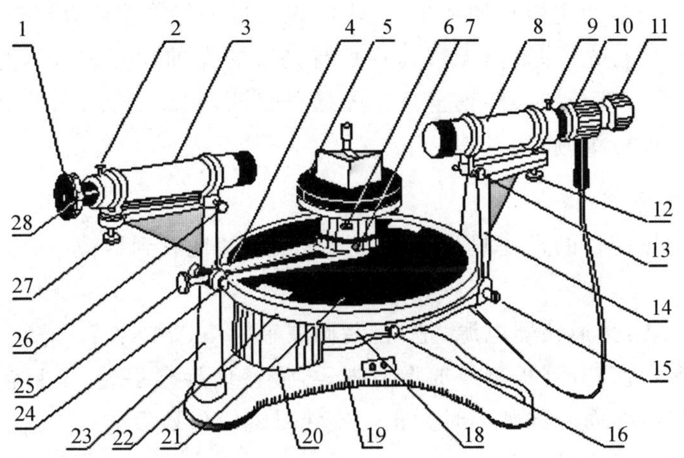

1. 狭缝装置;2. 狭缝锁紧螺钉;3. 平行光管;4. 制动架(二);5. 载物台;6. 载物台调平螺钉(三只);7. 载物台与游标盘连接螺钉;8. 望远镜;9. 目镜锁紧螺钉;10. 阿贝式自准直目镜;11. 目镜视度调节手轮;12. 望远镜光轴俯仰螺钉;13. 望远镜光轴水平调节螺钉;14. 支架;15. 望远镜微调螺钉;16. 望远镜与度盘连接螺钉;17. 望远镜止动螺钉;18. 制动架(一);19. 底座;20. 转座;21. 游标盘;22. 度盘;23. 立柱;24. 游标盘微调螺钉;25. 游标盘止动螺钉;26. 平行光管光轴水平调节螺钉;27. 平行光管俯仰调节螺钉;28. 狭缝调节手轮

图 3-3　分光计

分光计是一种精确测量角度的光学仪器,其结构因型号不同各有差别,但基本结构是相同的,都是由望远镜、平行光管、读数盘、载物台、三角底座五部分构成。

平行光管:产生平行光的装置,它由狭缝和汇聚透镜组成。狭缝和透镜间距离可以调节,当狭缝调到透镜的焦平面时则狭缝发出的光经透镜后就成为平行光,狭缝宽度可以根据需要调节。

望远镜:是用来观察平行光的。分光计采用的是自准直望远镜,它由目镜、叉丝分划板和物镜三部分组成。

读数圆盘：是读数装置。

载物台：放平面镜、棱镜等光学元件用。

底座：中心有一竖轴，望远镜和读数圆盘可绕该轴转动，该轴也称为仪器的公共轴或主轴。分光计外形图如图 3-3 所示。

（二）分光计的调节

分光计调节的主要目的在于：光源的光通过平行光管后以平行光出射；望远镜接收到平行光（即聚焦无穷远）；平行光管的光轴与望远镜的光轴在同一水平面上，并且都与中心转轴垂直。先通过目测，粗调分光计，然后按以下步骤对各部分进行细调。

1. 目镜调焦

目镜调焦的目的是使眼睛通过目镜能很清楚地看到目镜中分划板上的刻线和叉丝。

调焦办法：接通仪器电源，把“目镜调焦手轮”旋出，然后一边旋进一边从目镜中观察，直到分划板刻线成像清晰，再慢慢地旋出手轮，至目镜中刻线的清晰度将被破坏而未被破坏时为止。旋转目镜使分划板准线正直。

2. 望远镜调焦

（1）接上灯源（把变压器出来的 6.3 V 电源插头插在底座的插座上，将目镜照明器上的插头插到转座的插座上）。

（2）把望远镜光轴位置的调节螺钉调到适当的位置。

（3）将平面镜放到载物台上，其反射面对着望远镜，且与望远镜光轴大致垂直。平面镜要沿载物台直径方向并过其中一个调节螺丝放置。

（4）通过调整载物台调平螺丝并转动载物台，使平面镜和望远镜光轴垂直，且望远镜的反射像和望远镜在同一直线上。

（5）目镜中观察，此时可看到一亮斑，前后移动目镜套筒，对望远镜物镜调焦，使绿色亮十字线成像清晰，然后利用载物台上的调平螺丝和载物台微调机构，把绿亮十字线调节到与分划板上方的十字线重合，往复移动目镜，使绿亮十字线和十字无视差重合。

望远镜调焦的目的是将目镜分划板上的十字线调整到物镜的焦平面上，也就是对无穷远调焦。

3. 调整望远镜的光轴垂直于中心转轴

(1) 调整望远镜光轴上下位置调节螺钉，使反射回来的亮十字精确地成像在十字线上。

(2) 由于望远镜视野很小，观察的范围有限，要从望远镜中观察到由双面反射镜反射的光线，应首先保证该反射光线能进入望远镜。因此，应先在望远镜外找到该反射光线。转动载物台，使望远镜光轴与双面反射镜的法线成一小角度，眼睛在望远镜外侧旁观察双面反射镜，找到由双面反射镜反射的绿十字叉丝像，把游标盘连同载物台平行平板旋转 180° 时观察到亮十字可能与十字丝有一个垂直方向的位移，就是说，亮十字可能偏高或偏低。

(3) 从望远镜中观察。转动载物台，使双面反射镜反射的光线进入望远镜内。此时在望远镜内出现清晰的绿十字叉丝像，但该像一般不在图 3-4 所示的准确位置。调节望远镜光轴上下位置调节螺丝，使十字线之间垂直方向的距离减小一半，再调节载物台调平螺丝使高度差全部消除。细微旋转载物台使绿十字叉丝像和分划板上方的十字刻度线完全重合。

(4) 旋转载物台使双面反射镜转过 180°，则望远镜中所看到的绿十字叉丝像可能又不在准确位置，重复(3) 所述的各调一半法，使绿十字叉丝像位于望远镜分划板上方的十字刻度线的水平横线上。

(5) 重复上述步骤(3)、(4)，使经双面反射镜两个面反射的绿十字叉丝像均位于望远镜分划板上方的十字刻度线的水平横线上。

至此，望远镜的光轴完全与分光计中心轴垂直。此后望远镜光轴上下调节螺丝不能再任意调节。

4. 将分划板的十字线调成水平和竖直

当载物台连同光学平行平板相对于望远镜旋转时，观察亮十字是否水平地移动，如果分划板的水平刻线与亮十字的移动方向不平行，就要转动目镜，使亮十字的移动方向与分划板的水平刻线平行，注意不要破坏望远镜的调焦，然后将目镜锁紧螺钉旋紧。

5. 平行光管的调焦

目的是把狭缝调整到物镜的焦平面上，也就是平行光管对无穷远调焦。

(1) 去掉目镜照明器上的光源，打开狭缝，用漫射光照明狭缝。

(2) 把平行光管光轴左右位置调节螺钉调到适中的位置，将望远镜管正对平行光管，从望远镜目镜中观察，调节望远镜微调机构和平行光管上下位置调节螺钉使狭缝位于视场中心。

(3) 前后移动狭缝机构,使狭缝清晰地成像在望远镜分划板平面上。

6. 调整平行光管的光轴垂直于旋转主轴

调整平行光管光轴上下位置调节螺钉,升高或降低狭缝像的位置,使得狭缝对目镜视场的中心对称。

7. 将平行狭缝调成竖直

旋转狭缝机构,使狭缝与目镜分划板的竖直刻线平行,注意不要破坏平行光管的调焦,然后将狭缝装置锁紧螺钉旋紧。

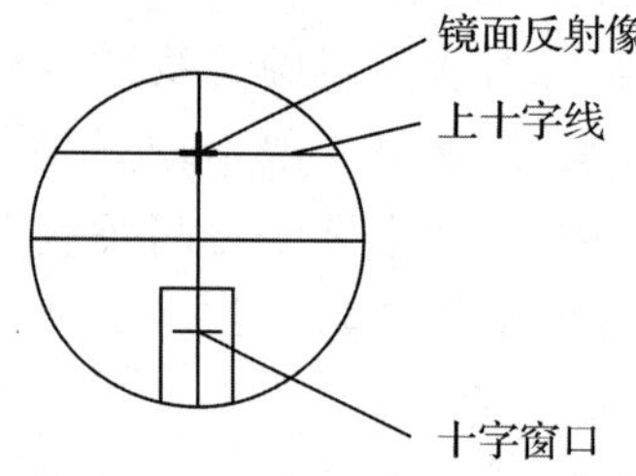

图 3-4 从目镜中看到的分划板

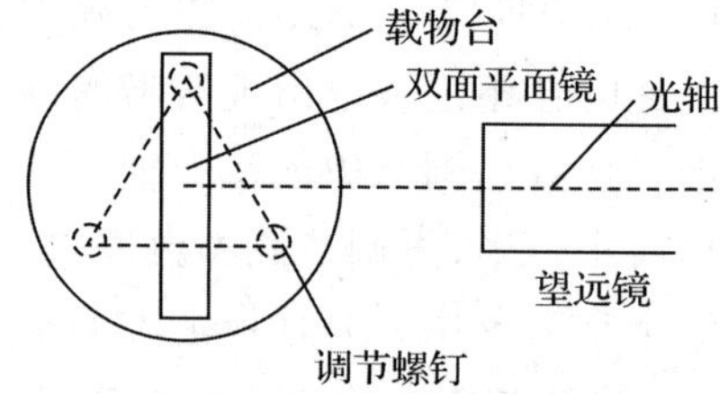

图 3-5 载物台上双面镜放置的俯视图

实验四　光栅常数的测定

一、实验目的

1. 观察光栅衍射现象和衍射光谱。
2. 学会光栅常数的测量方法，通过实验加深对光栅衍射方程的了解。
3. 熟悉分光计的调节和使用。

二、实验仪器

分光计一台，光栅板一块，光源，平面反射镜。

三、实验原理

光栅是一组等宽、等距平行排列的狭缝，分为透射光栅和反射光栅两种，本实验使用的是平面透射光栅。描述光栅特征的物理量是光栅常数 d，其大小等于狭缝宽度与狭缝间不透光部分的宽度和，当平行光束垂直投射到光栅平面上时，由于各狭缝衍射的光线互相叠加，叠加的结果产生明暗相间的衍射图样。

设光栅的缝宽为 a，缝间不透光部分宽度为 b，$a+b=d$。根据夫琅和费衍射理论，在衍射角 φ 适合公式(4-1) 条件的方向上，光波互相加强产生亮条纹，各级亮条纹的衍射角由下式决定：

$$(a+b)\sin\varphi_k = k\lambda, k=0, \pm 1, \pm 2, \cdots \tag{4-1}$$

式中，φ 为衍射角，λ 为光波波长，d 为光栅常数(相邻两狭缝间的中心距离)，k

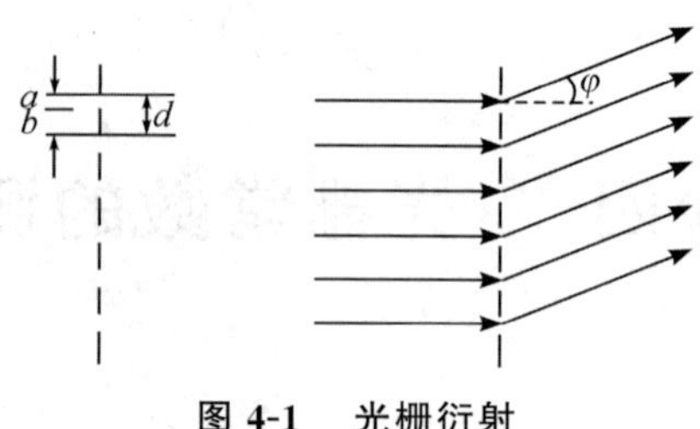

图 4-1　光栅衍射

是亮条纹的级数。同一级的衍射条纹，波长不同衍射角也不同，所以光栅具有分光的功能，如图 4-2。

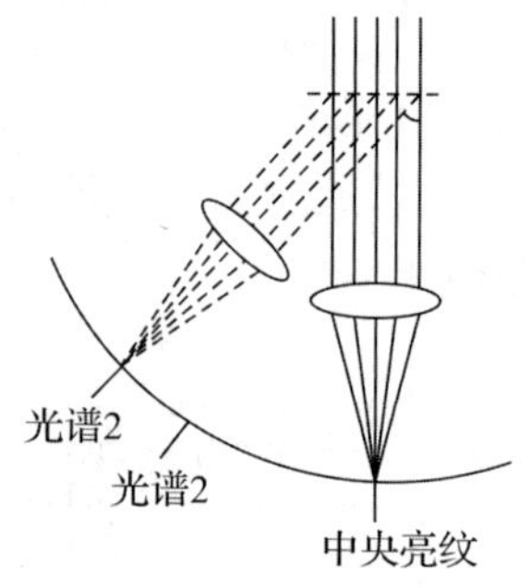

图 4-2　光栅光谱

当 $k=0$ 时，任何波长的光波都适合亮条纹的条件，即在 $\varphi=0$ 处出现中心亮纹（零级像）。$k=\pm 1$ 时，对应于中心亮纹两侧的一级亮条纹（一级像）。$k=\pm 2, \pm 3\cdots$ 对应于二级亮条纹（二级像）、三级亮条纹（三级像）……

式(4-1)指出，如已知光波波长 λ，并测出各级亮条纹的衍射角 φ_k，就可算出衍射光栅的光栅常数 d。

实验中，用已知波长的光垂直照射光栅，使其产生衍射现象，同时用分光计测出第一级衍射条纹对应的衍射角，那么由光栅方程(4-1)可计算光栅常数 d。

四、实验内容

1. 分光计的调节

要求与调整方法参看实验三附录。

2. 光栅常数的测定

(1) 接通光源的电源开关，待其发光稳定，方能进行测量。

(2) 使平行光管的狭缝对准光源，让光照亮狭缝 S（S 已调在 $L1$ 的焦平面上），转动望远镜使之正对着平行光管，通过目镜看清楚狭缝 S 的像，使像处于视野正中央，与分划板上竖直线重合，并且使该像与叉丝无视差，适当调节狭缝的宽度。

(3) 把光栅板装在平台 M 上，用弹簧片压紧，光栅板平面应垂直于平行光管（注意：不要用手摸光栅面）。可利用光栅板上反射的亮十字像确定光栅板平面垂直于望远镜，也即垂直于平行光。

(4) 转动望远镜，使叉丝竖直线对准左一级光谱 1，记下圆盘的左右读数，填入表格。

(5) 再转动望远镜，使叉丝竖直线对准右一级光谱 1，记下圆盘的左右读数，填入表格。

(6) 重复步骤(4)、(5) 测量三次。

(7) 同样方法测量光谱 2 的左、右一级条纹的位置。

五、注意事项

1. 在分光计调节过程中，均要求视野中的像清晰，且无视差。

2. 调节狭缝宽度要求细、清晰，宽了测量误差大，窄了通光量小。狭缝易损坏，尽量少调，动作要轻。

3. 分光计的调整一定要严格按实验有关操作进行，动作轻柔以免损坏仪器。

4. 光栅方程是在入射平行光垂直光栅表面的前提下成立的，实验中一定要做到这一点。

5. 在读数装置上读数时，内刻度盘的游标不能位于载物台联结杆的下方，否则无法读出载物台位置的角度读数。

六、数据处理

表 4-1　测量衍射角

<table>
<tr><td colspan="3">次　数</td><td>$\varphi_{左一级像}$</td><td>$\varphi_{右一级像}$</td><td>$\frac{|\varphi_{左一级}-\varphi_{右一级}|}{2}$</td><td>$\overline{\varphi}$</td><td>$\overline{d}$</td></tr>
<tr><td rowspan="6">光谱1</td><td rowspan="2">1</td><td>左读数</td><td></td><td></td><td></td><td rowspan="6"></td><td rowspan="6"></td></tr>
<tr><td>右读数</td><td></td><td></td><td></td></tr>
<tr><td rowspan="2">2</td><td>左读数</td><td></td><td></td><td></td></tr>
<tr><td>右读数</td><td></td><td></td><td></td></tr>
<tr><td rowspan="2">3</td><td>左读数</td><td></td><td></td><td></td></tr>
<tr><td>右读数</td><td></td><td></td><td></td></tr>
<tr><td colspan="3">次　数</td><td>$\varphi_{左一级像}$</td><td>$\varphi_{右一级像}$</td><td>$\frac{|\varphi_{左一级}-\varphi_{右一级}|}{2}$</td><td>$\overline{\varphi}$</td><td>$\overline{d}$</td></tr>
<tr><td rowspan="6">光谱2</td><td rowspan="2">1</td><td>左读数</td><td></td><td></td><td></td><td rowspan="6"></td><td rowspan="6"></td></tr>
<tr><td>右读数</td><td></td><td></td><td></td></tr>
<tr><td rowspan="2">2</td><td>左读数</td><td></td><td></td><td></td></tr>
<tr><td>右读数</td><td></td><td></td><td></td></tr>
<tr><td rowspan="2">3</td><td>左读数</td><td></td><td></td><td></td></tr>
<tr><td>右读数</td><td></td><td></td><td></td></tr>
</table>

$\overline{d}=\frac{(\overline{d}_{光谱1}+\overline{d}_{光谱2})}{2}$。

七、思考题

若光栅平面与入射光不垂直，对测量结果有何影响？

实验五　用分光计测棱镜的顶角和折射率

一、实验目的

1. 了解分光计的结构和各部分的作用，进一步掌握分光计的调整和使用方法。

2. 学会用最小偏向角法测定棱镜材料的折射率。

二、实验仪器

JJY-1 型分光计一台，DY-Ⅱ 型放电管一台，三棱镜一块，双面平面镜一块。

三、实验原理

光在传播过程中，遇到不同媒质的分界面（如平面镜、三棱镜和光栅的光学表面）时，就会发生反射和折射，光将改变传播的方向，结果在入射光与反射光或折射光之间就有一定的夹角。反射定律、折射定律等正是这些角度之间关系的定量表述。

玻璃的折射率可以用很多方法和仪器测定，在分光计上用最小偏向角法测定玻璃的折射率可以达到较高的精度。

一束平行的单色光，入射到三棱镜的 AB 面，经折射后由另一面 AC 射出，如图 5-1 所示。入射光和 AB 面法线的夹角 i 称为入射角，出射光和 AC 面法线的夹角 i' 称为出射角，入射光和出射光的夹角 δ 称为偏向角。理论证明，

当入射角 i 等于出射角 i' 时，入射光和出射光之间的夹角最小，称为最小偏向角 δ。由图 5-1 可知：

$$\Delta=(i-r)+(i'-r')$$

其中 r 和 r' 意义见图。

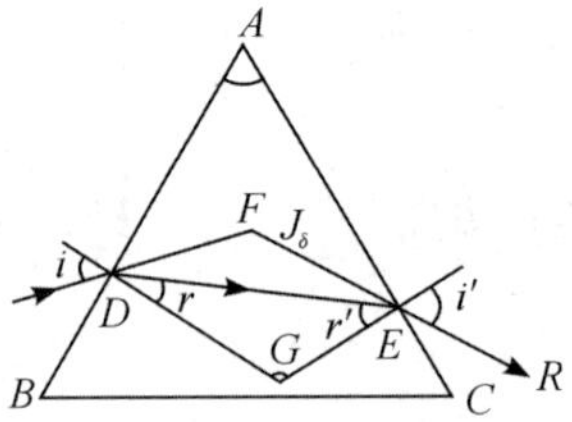

当 $i=i'$ 时，由折射定律得：$r=r'$。

用 δ 代替 Δ 得

$$\delta=2(i-r) \qquad (5\text{-}1)$$

图 5-1　单色光经三棱镜折射

又 $r+r'=A$，其中 G 和 A 的意义见图。

所以

$$r=\frac{A}{2} \qquad (5\text{-}2)$$

由(5-1) 式和(5-2) 式得：

$$i=\frac{A+\delta}{2}$$

由折射定律得：

$$n=\frac{\sin i}{\sin r}=\frac{\sin\dfrac{A+\delta}{2}}{\sin\dfrac{A}{2}} \qquad (5\text{-}3)$$

由(5-3) 式可知，只要测出三棱镜顶角 A 和最小偏向角 δ，就可以计算出三棱镜对该波长的入射光的折射率。顶角 A 和最小偏向角 δ 由分光计测定。

四、实验内容与步骤

1. 调整分光计

见实验三附录。

2. 测量三棱镜顶角

(1) 用反射法测三棱镜顶角

把三棱镜放置在载物台，转动载物台，使三棱镜的顶角对准平行光管，开启光源，让平行光管射出的光束照在三棱镜两个反射面上(图 5-2)，转动望远镜观察两个反射面的反射

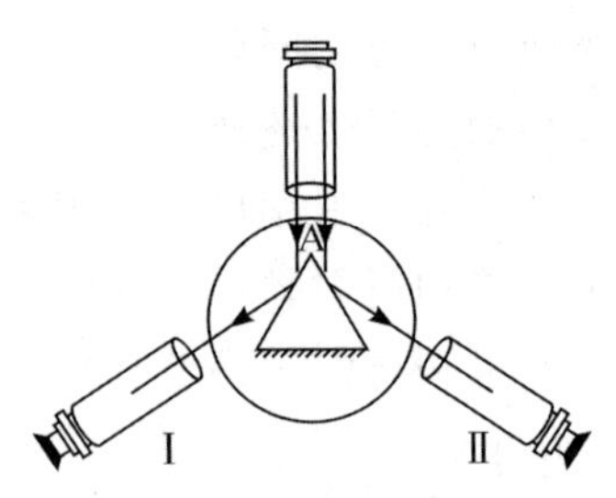

图 5-2　用反射法测三棱镜顶角

光线，测量出射方向（位置 Ⅰ 和 Ⅱ）的角度。重复 5 次，数据记入表 5-1。以 θ_A、θ_B 表示位置 Ⅰ 时左、右游标读数值；以 θ_A'、θ_B' 表示位置 Ⅱ 时左、右游标读数值，则位置 Ⅰ 和 Ⅱ 所夹的角度

$$\varphi=\frac{1}{2}(|\theta_A-\theta_A'|+|\theta_B-\theta_B'|)$$

因此，顶角 $A=\frac{\varphi}{2}$。

3. 最小偏向角法测三棱镜玻璃折射率

(1) 如图 5-3 所示放置三棱镜，AB 和 AC 为光学面，让平行光入射到三棱镜 AC 面上（光学面），转动望远镜，在 AB 面（光学面）靠近 BC 面（毛玻璃面）的方向能找到出射光，即狭缝的像。

(2) 确定截止线位置：用望远镜观察，对准要测的一条光谱线（黄线 $\lambda=587.6\ \text{nm}$），当转动载物台，即改变入射光对光学面 AC 的入射角，出射光方向随之而变。与此同时偏向角发生变化，如图 5-3 所示。这时，从望远镜中看到的狭缝像也随之移动（注意此时偏向角是增大还是减小），然后转动平台使狭缝像向偏向角减小的方向移动。当棱镜转到某个位置时，像不再移动。继续使棱镜沿原方向转动，狭缝像反而向相反方向移动，即偏向角反而增大。这个转折位置就是最小偏向角位置，也称为截止位置。此时把望远镜竖直叉丝对准这个转折点的谱线，记录该出射谱线的角位置 φ 的两个游标读数左 φ_1 和右 φ_2。然后再转动望远镜使望远镜对准入射光（移去三棱镜，转动望远镜，正对平行光管，使望远镜竖准线与入射狭缝相重合）读取入射光角位置，读数记下两个游标的读数左 φ_{10} 和右 φ_{20}，上述两角位置相减就是要测的最小偏向角的值。最小偏向角：

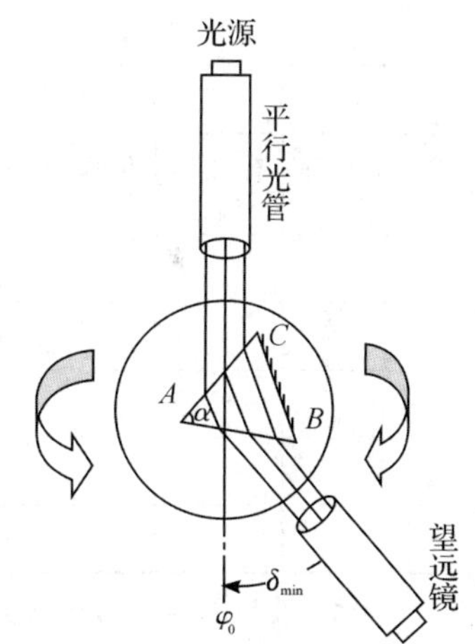

图 5-3　测量最小偏向角

$$\delta_{\min}=\frac{1}{2}(|\varphi_1-\varphi_{10}|+|\varphi_2-\varphi_{20}|)$$

重复上述过程并测量 5 次。

五、数据记录与处理

表 5-1　测量三棱镜顶角

次数	Ⅰ 位置		Ⅱ 位置		φ	A	$\overline{A}$
	左游标 θ_A	右游标 θ_B	左游标 θ_A'	右游标 θ_B'			
1							
2							
3							
4							
5							

光源：波长 $\lambda = 587.6$ nm（黄光）。

表 5-2　测量最小偏向角

次数	入射光方位		截止方位		$\delta_1 = \varphi_1 - \varphi_{10}$	$\delta_2 = \varphi_2 - \varphi_{20}$	$\delta = \frac{1}{2}(\delta_1 + \delta_2)$	$\overline{\delta}$
	左游标 φ_{10}	右游标 φ_{20}	左游标 φ_1	右游标 φ_2				
1								
2								
3								
4								
5								

光源：波长 $\lambda = 587.6$ nm（黄光）。

数据处理：

三棱镜折射率

$$n = \frac{\sin \frac{A + \delta}{2}}{\sin \frac{A}{2}}$$

实验六　验证马吕斯定律

一、实验目的

1. 观察光的偏振现象，加深理解偏振的基本概念。
2. 验证马吕斯定律。

二、实验仪器

光具座，激光器，偏振片，光电转换装置（硅光电池），激光功率计。

三、实验原理

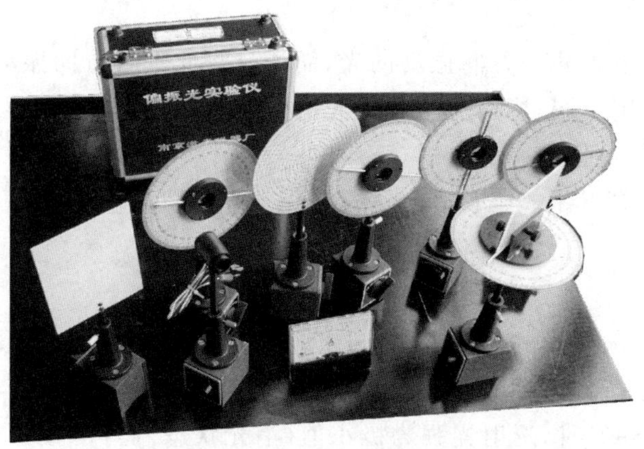

图 6-1　实验仪器实物图

光的偏振现象证明光是横波，光的偏振现象的发现使得人们进一步认识光的本质。

氦氖激光器是一种气体激光器，通常在可见光频段工作，功率一般约数毫瓦，连续发光。氦氖激光器有非常好的方向性和相干性，其结构简单，寿命长，小巧价廉，频率稳定。

某些有机化合物晶体具有二向色性，它往往吸收某一振动方向的入射光，而与此方向垂直振动的光则能透过，从而可获得线偏振光。利用这类材料制成的偏振片可获得较大截面积的偏振光束，但由于吸收不完全，所得的偏振光只能达到一定的偏振度。

(一) 偏振光的基本概念

光波是电磁波，它的电矢量 $\boldsymbol{E}$ 和磁矢量 $\boldsymbol{H}$ 相互垂直。两者均垂直于光的传播方向。引起视觉和化学反应的是光的电矢量，通常用电矢量 $\boldsymbol{E}$ 代表光的振动方向，并将电矢量 $\boldsymbol{E}$ 和光的传播方向所构成的平面称为光振动面。

光源发射的光是由大量原子或分子辐射构成的。自然光各个方向电矢量的时间平均值相等。平面偏振光或线偏振光的振动方向始终在某一确定方位。部分偏振光的振动面在某个特定方向出现的几率大于其他方向，即在较长时间内电矢量在某一方向较强。还有一些光，其振动面的取向和电矢量的大小随时间作有规则的变化，其电矢量末端在垂直于传播方向的平面上的移动轨迹呈椭圆(或圆形)，这样的光称为椭圆偏振光(或圆偏振光)。

(二) 偏振片作用

偏振片能吸收某一方向振动的光，而透过与此垂直方向振动的光，根据在应用时起的作用不同，用来产生偏振光的偏振片叫作起偏器，用来检验偏振光的偏振片，叫作检偏器。

根据马吕斯定律，强度为 I_0 的线偏振光通过检偏器后，透射光的强度为：

$$I = I_0 \cos^2\theta$$

式中，θ 为入射偏振光的偏振方向与检偏器偏振轴之间的夹角，以光线传播方向为轴转动检偏器时，透射光强度 I 将发生周期性变化。当 $\theta = 0°$ 时，透射光强最大；当 $\theta = 90°$ 时，透射光强为极小值(消光状态)；当 $0° < \theta < 90°$ 时，透射光强介于最大和最小值之间，如图 6-2 所示表示了自然光通过起偏器与检偏

器的强度变化。

根据透射光强度变化的情况，可以区别线偏振光、自然光和部分偏振光。

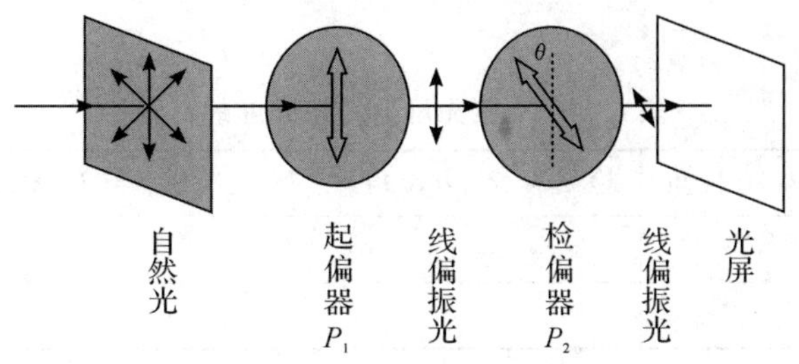

图 6-2　光波的起偏和检偏

四、实验内容和步骤

1. 在光具座上放置好两块偏振片和光屏（靠近激光光源的偏振片称为起偏器 P_1，在起偏器 P_1 后的偏振片称为检偏器 P_2）。打开激光源，并调节光具座上的各光学器件和激光光源的轴等高。

2. 旋转起偏器 P_1，观察光屏上光斑强度的变化情况。

3. 固定起偏器 P_1 的方位，旋转检偏器 P_2，连续缓慢旋转 360°，观察光屏上光斑强度的变化情况，记录下消光方位。

4. 用激光功率计测量检偏器 P_2 出射的光束的光强，旋转检偏器 P_2，记录相应的光电流值 I（该光电流值与接收光的光强成正比），共转 90°，在坐标纸上作出 I-$\cos^2\theta$ 关系曲线。

五、注意事项

1. 实验中各元件不能用手摸，实验完毕后按规定位置放置好。

2. 不要让激光束直接照射或反射到人眼内。

3. 用激光功率计测量光强，手不要晃动。

六、数据记录及处理

表 6-1 观察光屏上光斑强度的变化

	起偏器 P_1 方位角	检偏器 P_2 方位角	消光时 P_1 与 P_2 偏振化方向夹角
1			
2			

表 6-2 验证马吕斯定律

P_1 与 P_2 偏振化方向夹角 θ	激光功率计的读数 I			$\overline{I}$	$\overline{I}/I_0$
	第一次	第二次	第三次		
0°					1.00
30°					
45°					
60°					
90°					

在坐标纸上作出 $I\text{-}\cos^2\theta$ 关系曲线。

实验七　用牛顿环测定平凸透镜的曲率半径

一、实验目的

1. 掌握用牛顿环测定透镜曲率半径的方法。
2. 通过实验加深对等厚干涉原理的理解。
3. 掌握读数显微镜的使用方法。

二、实验仪器

牛顿环，读数显微镜，钠光灯（$\lambda = 589.3\ \text{nm}$）。

三、实验原理

如图 7-1 所示，将一块曲率半径较大的平凸透镜的凸面放在一块平面玻璃板上，就组成了一个牛顿环装置。

在透镜的凸面与平面玻璃板的上表面之间，形成了一个空气薄层，在以接触点 O 为中心的任一圆周上，空气薄层的厚度都相等。这样如果以波长为 λ 的单色光垂直入射时，则空气薄层的上边缘面所反射的光和下边缘面所反射的光之间就有光程差，因此发生干涉现象。此干涉现象称为“等厚干涉”。

光程差相等的地方就是以 O 点为中心的同心圆，因此干涉条纹也就是一组以 O 点为中心的同心圆，称为“牛顿环”。

设平凸透镜的曲率半径为 R，距接触点 O 半径为 r 的圆周上一点 D 处的空气层厚度为 δ，对应于 D 点产生的干涉所形成的暗条纹的条件为：

$$2\delta+\frac{\lambda}{2}=(2k+1)\frac{\lambda}{2},k=0,1,2,\cdots \tag{7-1}$$

由图 7-1 的几何关系可看出：

$$R^2=r^2+(R-\delta)^2 \tag{7-2}$$

由于 $R \gg \delta$，上式中 δ^2 略去，故

$$\delta=\frac{r^2}{2R} \tag{7-3}$$

将 δ 值代入式(7-1)，化简得：

$$r^2=k\lambda R \tag{7-4}$$

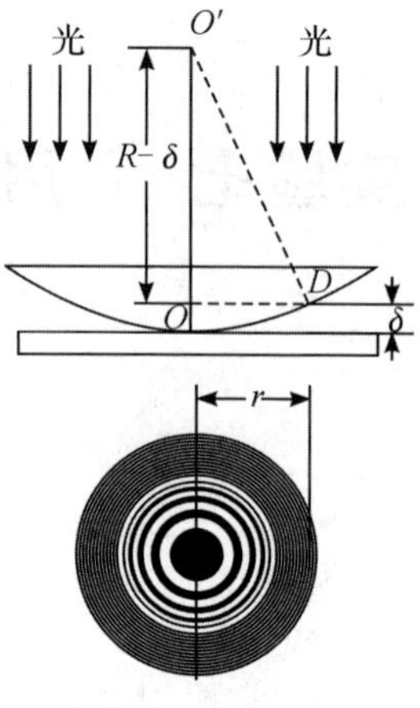

由式(7-4)可知，如果已知单色光的波长 λ，只需测出各暗条纹的半径 r，就可算出曲率半径 R。反之，如果知道 R，测出 r，亦可算出单色光的波长 λ。

图 7-1　牛顿环

在实际测量时，由于牛顿环的级数 k 和中心不易确定，可将式(7-4)变为如下形式：

$$R=\frac{D_m^2-D_n^2}{4(m-n)\lambda} \tag{7-5}$$

式中，D_m 和 D_n 分别为 m 级和 n 级暗环的直径，如图 7-2 所示。

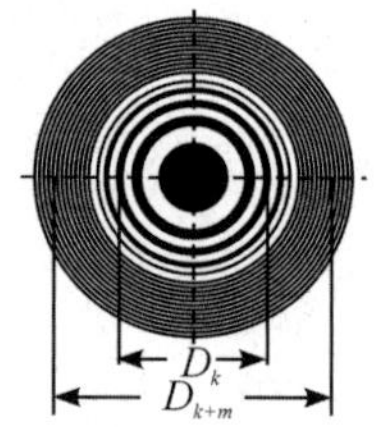

图 7-2　牛顿环

由于平板玻璃和平凸透镜的接触点受力会产生形变，而且接触点处也可能存在尘埃或缺陷等，故牛顿环的中心可能不是暗点而使级数不易确定。

从式(7-5)可知，只要求出所测各环的环数差 $m-n$，而无须确定各环的级数，不必确定圆环的中心，避免了实验过程中牛顿环圆心不易确定的困难。

四、实验内容与步骤

1. 调整实验装置

(1) 调节牛顿环装置的三颗螺钉，尽量使干涉条纹的中心在牛顿环装置的中央。注意：三颗螺钉如果拧得太紧，平凸透镜和玻璃板挤压过紧，牛顿环装置会变形；如果太松，轻微的振动将会使条纹移动。

(2) 点燃钠灯，几分钟后才会正常发光。(注意：断电后要等钠光灯完全冷却后再点燃。)

(3) 调整及定性观察。把牛顿环装置放在显微镜下，调节半反射镜使钠黄光能充满整个视场，调节显微镜目镜看清叉丝，使十字叉丝清晰。调节调焦旋钮对牛顿环聚焦，使干涉条纹清晰。调节时，显微镜筒应自下而上缓慢移动，直到在目镜中看清干涉条纹止(不要自上而下调，以免损坏仪器)，并适当移动牛顿环仪(调节三颗螺钉)，使牛顿环圆心处在视场中央。观察待测的各个环左右是否都清晰并且都在显微镜的读数范围内。

2. 观察干涉条纹的分布特征

观察牛顿环条纹的粗细和形状，间距是否相等，并从理论上做出解释，观察牛顿环中心是亮斑还是暗斑。

3. 测量平凸透镜的曲率半径

(1) 调节目镜镜筒，使准线与显微镜移动方向垂直，保持准线与干涉条纹相切，另一根水平叉丝则和显微镜移动方向一致，以便观察和测量条纹的直径。

(2) 旋转显微镜的鼓轮，使准线由牛顿环中央缓慢向左移动到17环，然后单方向向右移动，测出显微镜的准线与各条纹相切的左读数 d_{16}，d_{15}，d_{14}，d_{13}，d_{12} 和 d_{11}，d_{10}，d_9，d_8，d_7。然后继续向右移动，经过环的中心，到另一边继续向右测出显微镜的准线与各条纹相切的右读数 d'_7，d'_8，d'_9，d'_{10}，d'_{11} 和 d'_{12}，d'_{13}，d'_{14}，d'_{15}，d'_{16}，将数据填入表 7-1 中。注意不要数错条纹数。

由于条纹有宽度，故测量时应使显微镜的准线与暗纹直径的一边外切，另一边内切，取两者之差为该暗纹的平均直径。

第 k 级条纹的直径：$D_k = | d_k - d'_k |$，测量时应注意避免回程误差。

(3) 用逐差法，将 D_k 值分为两组，一组为 m(第 16、15、14、13、12 暗环直径)，另一组为 n(第 11、10、9、8、7 暗环直径)，其级差为 $m-n=5$(测量次数的一半)，用(7-5) 式计算 R 值。

表 7-1　牛顿环测平凸透镜的曲率半径实验记录(单位:mm)

环的级数	m	16	15	14	13	12
环的位置	d_k					
	d'_k					
环的直径	D_m					
环的级数	n	11	10	9	8	7
环的位置	d_k					
	d'_k					
环的直径	D_n					
曲率半径 R						

4. 数据处理

计算出$\overline{D_m^2 - D_n^2}$的值,再计算出曲率半径 $\overline{R}$ 及均方误差 σ_R,写成 $R = \overline{R}(1 \pm \frac{\sigma_R}{R} \cdot 100\%)$ 的结果。

测量结果的不确定度:在本实验中,由于在不同的环半径情况下测得的 R 的值是非等精度的测量,故对各次测量的结果进行数据处理时,要计算总的测量不确定度是个较复杂的问题。为了简化实验的计算,避免在复杂的推导计算中耗费过多时间,本实验中研究测量的不确定度时仅按等精度测量的情况估算 $D_m^2 - D_n^2$ 的标准偏差,而忽略 B 类不确定度的估算和在计算中因不等精度测量所带来的偏差。

当测量暗环级数为 $N = 2(m - n)$ 时,被测量 R 的最佳估计值:

$$\overline{R} = \frac{\overline{D_m^2 - D_n^2}}{4(m-n)\lambda}$$

令 $A(k) = D_m^2 - D_n^2$,则

标准偏差:

$$\sigma_{\overline{A}} = \sqrt{\frac{\sum_{k=1}^{m-n}[A(k) - \overline{A}]}{(m-n)(m-n-1)}}$$

被测量 R 的均方误差:

$$\sigma_R = \frac{\sigma_{\overline{A}}}{4(m-n)\lambda}$$

被测量 R 的相对误差：

$$E_r=\frac{\sigma_R}{R}\times 100\%$$

五、注意事项

1. 使用读数显微镜进行测量时，手轮必须向一个方向旋转，中途不可倒退。

2. 读数显微镜镜筒必须自下而上移动，切莫让镜筒与牛顿环装置碰撞。

六、思考题

1. 薄膜干涉分为等厚干涉和等倾干涉，牛顿环是属于哪一种？干涉图样是什么？

2. 本实验的间接测量量是什么？直接测量量是什么？为什么要测量两环？

3. 用白光照射时能否看到牛顿环？此时的条纹有什么特征？

七、附录　读数显微镜

读数显微镜是光学计量仪器之一，其结构简单，操作方便，适用范围广，主要用途可用作测定孔距、刻线宽度，刻线距离、键槽宽度，狭缝凹痕宽度、长度，金属表面质量，纤维、织物密度及野外标本等。特别适合测量布氏硬度实验的压痕尺寸。

（一）结构与原理

1. 光学系统图

物面被外界自然光线或人造光源照明后，反射光线经物镜成像在上分划板的刻线面上，然后再经过目镜在人眼视网膜上成像。

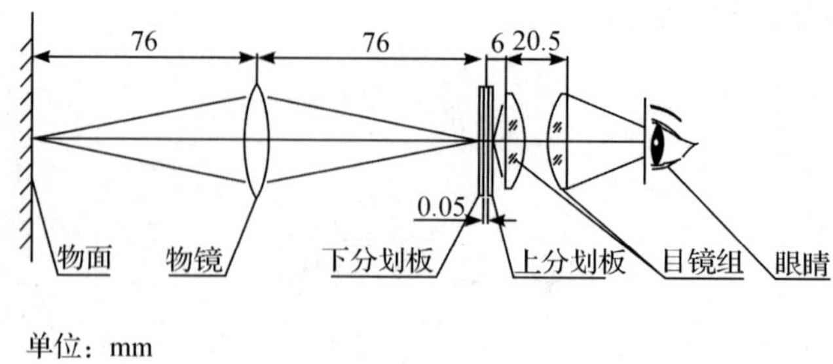

单位：mm

图 7-3　光学系统图

2. 结构与工作原理

读数显微镜由测微目镜组、物镜组、上划板、下分划板、镜管、镜筒座盘组成。

测微目镜组中，在目镜的焦面上固定不动地装着刻有从 0 到 8 mm 的上分划板，每格的格值为 1 mm，分划板的刻线面朝下（对目镜而言）。在其下面，在允许间隙 0.02 ～ 0.05 mm 范围内，装着下分划板。

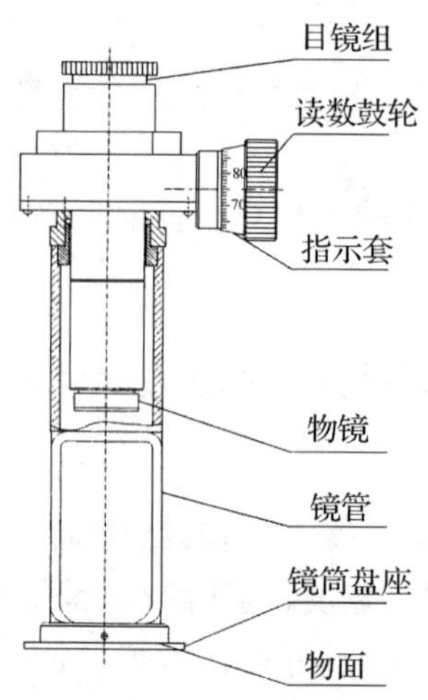

图 7-4　读数显微镜结构

(二) 使用方法

将被测件放在显微镜的物面上，使用自然光或灯光照明，然后调节目镜，使视场中同时看清分划板与物像。

测量时，通过鼓轮移动分划板，使分划板的刻线对准物像的一个边缘，读出手轮上的刻度数值，再移动分划板使其刻线对准物像的另一个边缘，再读取刻度值，然后把两次数值相减所得值，再根据上分划板的数值，即可得出被测物体的尺寸，即全部测量读数等于上分划板上的整格数加上读数指示套上的格数。

注：上分划板 0 ～ 8 mm，每格宽度 1 mm；手轮上的刻度值每格为 0.01 mm。

(三) 校正方法

1. 读数指示套刻线零位与上分划板刻线零位重合。先放松读数指示套上三个止紧螺钉，使视场内竖直长刻线与上分划板的零刻线重合，旋动读数指示套，使其零刻线与指标线重合。最后旋紧三个止紧螺钉，即为校正好。

2. 物镜成像大小校正。在物镜组与物镜镜管之间选配适当厚度的物镜隔圈，使其成像大小与标准刻线尺重合，此项校正在仪器出厂前已校正好，使用中不需校正。

3. 物距位置的校正。将仪器置于被观察的平面物体上，然后通过目镜观察物体在分划板上的成像是否清晰，若不清晰可松开镜筒座盘上止紧螺钉，相对镜筒旋转镜筒座盘，直至在分划板上看清物像为止，然后固紧镜筒座盘上止紧螺钉，即为校正好。

(四) 光学测量中的对准与调焦技术

对准又称横向对准，是指一个目标与比较标志(叉丝) 在垂直瞄准轴方向的重合或置中。调焦又称纵向对准，是指一个目标像与比较标志在瞄准轴方向的重合。对准和调焦通常也可描述为等高、共轴和消视差。

实验八　偏振光的观测

一、实验目的

1. 观测布儒斯特角及测定玻璃折射率。
2. 观察椭圆偏振光和圆偏振光。

二、实验仪器

光具座，激光器，偏振片，1/4 波片，观测布儒斯特角装置。

三、实验原理

偏振光广泛应用于立体电影、晶体性质研究、光学计量、薄膜、光通信等技术领域。本实验借助起偏和检偏的仪器来观测偏振光，以加深对光的偏振现象的认识和理解。

自然光倾斜地投射到两种介质分界面时，反射光和透射（折射）光一般都是部分偏振光，如图 8-1 所示。图中以短线表示平行于入射面的光振动，圆点表示垂直于入射面的光振动，圆点和短线的数量表示偏振程度。当入射角以某一特定值 φ_0 入射时，镜面反射光成为完全偏振光，其振动面垂直于入射面，如图 8-1 所示，这时入射角 φ_0 称为布儒斯特角，也称为起偏角。

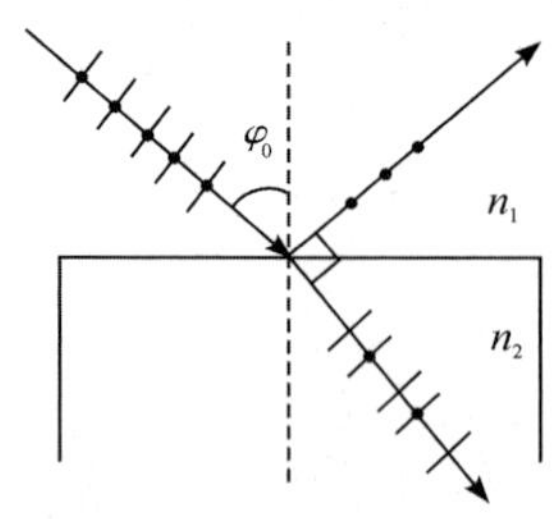

图 8-1　布儒斯特角

由布儒斯特定律得：

$$\tan\varphi_0 = \frac{n_2}{n_1} = n$$

其中，n_1、n_2 分别为分界面两边介质的折射率，n 为相对折射率。若入射光为振动方向在入射面上的线偏振光，又以布儒斯特角入射，则反射光将完全消失。

自然光从空气入射到玻璃表面而反射时，对于不同材料的玻璃（相对折射率 1.50 到 1.77），则可得布儒斯特角 φ_0 在 $56^\circ \sim 60^\circ$ 之间。

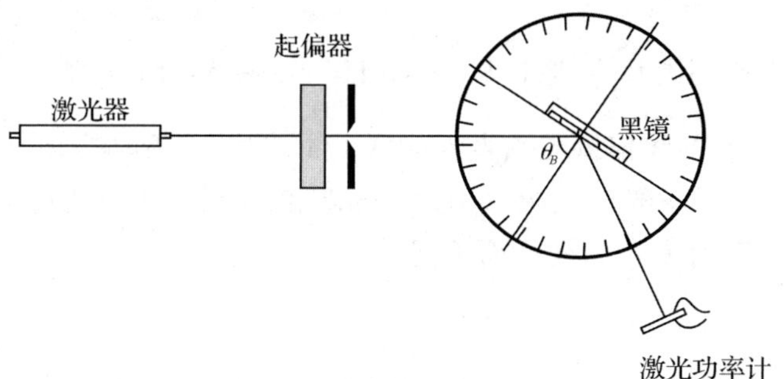

图 8-2　布儒斯特角的测定

波片是用单轴晶体切成的表面平行于光轴的薄片。当线偏振光垂直射到厚度为 L，表面平行于自身光轴的单轴晶片时，会产生双折射现象，寻常光（o 光）和非常光（e 光）沿同一方向前进，但传播的速度不同。这两种偏振光通过晶片后，它们的相位差为：

$$\Delta\varphi = \frac{2\pi}{\lambda}(n_o - n_e)L$$

其中，λ 为入射偏振光在真空中的波长，n_o 和 n_e 分别为晶片对 o 光和 e 光的折射率，L 为晶片的厚度。

两个互相垂直、频率相同且有固定相位差的简谐振动，可用下列方程表示（如通过晶片后光和光的振动）：

$$\begin{cases} x = A_e\cos\omega t \\ y = A_o\cos(\omega t + \varphi) \end{cases}$$

从两式中消去 t，经三角运算后得到合振动的方程式为

$$\frac{x^2}{A_e^2} + \frac{y^2}{A_o^2} - \frac{2xy}{A_eA_o}\cos\varphi = \sin^2\varphi$$

由此式可知：

① 当 $\varphi = k\pi(k = 0,1,2\cdots)$ 时，$y = \pm\frac{A_o}{A_e}x$，为线偏振光。

② 当 $\varphi=(2k+1)\dfrac{\pi}{2}(k=0,1,2,\cdots)$ 时，$\dfrac{x^2}{A_e^2}+\dfrac{y^2}{A_o^2}=1$，为正椭圆偏振光。在 $A_o=A_e$ 时，为圆偏振光。

③ 当 φ 为其他值时，为椭圆偏振光。

某一波长的线偏振光垂直入射到晶片，能使 o 光和 e 光出射时产生相位差 $\Delta\varphi=(2k+\dfrac{1}{2})\pi$（相当于光程差为$\dfrac{\lambda}{4}$ 的奇数倍）的晶片，称为 1/4 波片或$\dfrac{\lambda}{4}$ 波片。本实验中所用波片$\dfrac{\lambda}{4}$ 是对 6328 Å（He-Ne 激光）而言的。

当振幅为 A 的线偏振光垂直入射到 1/4 波片上，振动方向与波片光轴成 θ 角时，由于 o 光和 e 光的振幅分别为 $A\sin\theta$ 和 $A\cos\theta$，所以通过 1/4 波片合成的偏振状态也随角度 θ 的变化而不同。

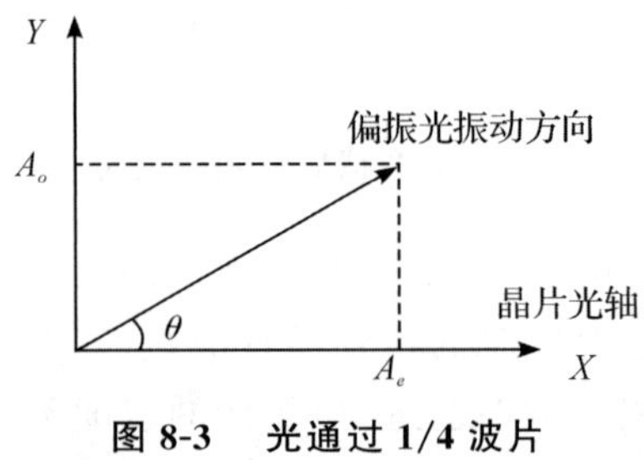

图 8-3　光通过 1/4 波片

① 当 $\theta=0°$ 时，获得振动方向平行于光轴的线偏振光（e 光）。

② 当 $\theta=\pi/4$ 时，获得振动方向垂直于光轴的线偏振光（o 光）。

③ 当 $\theta=\pi/2$ 时，$A_e=A_o$ 获得圆偏振光。

④ 当 θ 为其他值时，经过 1/4 波片后为椭圆偏振光。

因此，可以用 1/4 波片获得椭圆偏振光和圆偏振光。

四、实验内容与步骤

1. 观测布儒斯特及测定玻璃折射率

(1) 调节激光光源、起偏器 P_1、小孔的光屏各个光学器件等轴共高。

(2) 在起偏器 P_1 后，插入测布儒斯特角的装置（玻璃平板可旋转），再在 P_1 和装置之间插入一个带小孔的光屏。调节玻璃平板，使反射的光束与入射光束重合。记下此时玻璃平板的初始角 φ_1。

(3) 慢慢转动载物台，即不断改变入射角，同时转动起偏器 P_1 保持入射光为振动方向在入射面上线偏振光，观察反射光的光强。当入射角为布儒斯特角时，反射光的光强为0。记录反射光消失时玻璃平板的角度 φ_2，则布儒斯特角 $\varphi_0=\varphi_2-\varphi_1$。重复测量五次，求平均值。

(4) 把玻璃平板固定在布儒斯特角的位置上，去掉起偏器 P_1 使入射光为自然光，用检偏器 P_2 观察反射光的偏振状态。

2. 观察椭圆偏振光和圆偏振光

(1) 调节起偏器 P_1 和检偏器 P_2 的偏振轴垂直，在起偏器 P_1 和检偏器 P_2 之间插入 1/4 波片，转动波片使 P_2 后的光屏上仍处于消光状态(此时 $\theta=0°$)。

(2) 保持1/4 波片位置不变 $\theta=0°$，转动检偏器 P_2，观察屏上光强的变化，应可判断从 1/4 波片出射的光线为线偏振光。

(3) 取 $\theta=90°$，使检偏器 P_2 转动，这时也可以从屏上光强的变化看到经过 1/4 波片后的光为线偏振光。其振动面与 $\theta=0°$ 时的振动面垂直。

(4) 取 θ 为除 0° 和 90° 外的其他值，观察转动 P_2 时屏上光强的变化，其结果与椭圆偏振光对应。特别是当 $\theta=45°$ 时，P_2 转动时屏上光强几乎不变，这便是圆偏振光对应的状态。

五、数据记录

表 8-1　玻璃折射率的测定与计算

<table>
<tr><th rowspan="2">次数</th><th colspan="2">玻璃平板的角位置</th><th colspan="2">布儒斯特角</th><th rowspan="2">玻璃折射率 $n=\tan\overline{\varphi}_0$</th></tr>
<tr><th>光垂直入射时 φ_1</th><th>反射光消光时 φ_2</th><th>$\varphi_0=\varphi_2-\varphi_1$</th><th>$\overline{\varphi}_0$</th></tr>
<tr><td>1</td><td></td><td></td><td></td><td rowspan="5"></td><td rowspan="5"></td></tr>
<tr><td>2</td><td></td><td></td><td></td></tr>
<tr><td>3</td><td></td><td></td><td></td></tr>
<tr><td>4</td><td></td><td></td><td></td></tr>
<tr><td>5</td><td></td><td></td><td></td></tr>
</table>

实验九　人体皮肤电阻抗的频率特性

一、实验目的

1. 掌握生物组织电阻抗的概念。
2. 测量人体组织电阻抗的频率特性。
3. 学会函数信号发生器、毫伏表的使用。

二、实验仪器

1. 直流稳压电源。
2. 函数信号发生器。
3. 毫伏表。
4. 定值电阻 2 只，电极和导线若干。

三、实验原理

1. 生物电阻抗

借助置于体表的电极系统向检测对象输入微小的测量电流和电压，检测其相应的电阻抗及其变化，然后根据不同的应用目的，可以获取检测对象相关的生理和病理信息。这种利用生物组织与器官的电特性及其变化规律来提取与人体生理、病理状况相关的生物医学信息的检测技术称为生物电阻抗测量。它具有操作简单、无创无害、功能和信息丰富等特点。

人体体表有一层导电性最差的皮肤，体内为导电性较强的体液和具有不同导电性的各种组织。皮肤阻抗远大于其他组织的阻抗，人体阻抗是皮肤阻抗和其他组织的阻抗之和。

人体阻抗具有容抗的特点。皮肤阻抗的大小主要取决于表皮的角质层，角质层相当于绝缘膜，类似于电容器中的电介质，而真皮和电极类似于电容器的两个极板。由于角质层有汗腺，允许离子通过，所以也轻微导电，所以表皮可以看成是纯电容 C 和纯电阻 R 的并联。

表皮阻抗：

$$Z=\frac{R}{\sqrt{1+(\omega RC)^2}}=\frac{1}{\sqrt{\frac{1}{R^2}+(2\pi fC)^2}} \tag{9-1}$$

皮下组织由于导电性较好，可以模拟为纯电阻 Ω，所以总的皮肤阻抗可以表示为：

$$Z_{肤}=\Omega+\frac{1}{\sqrt{\frac{1}{R^2}+(2\pi fC)^2}} \tag{9-2}$$

总的皮肤阻抗可以表示为电阻与电容的组合，如图 9-1 所示。

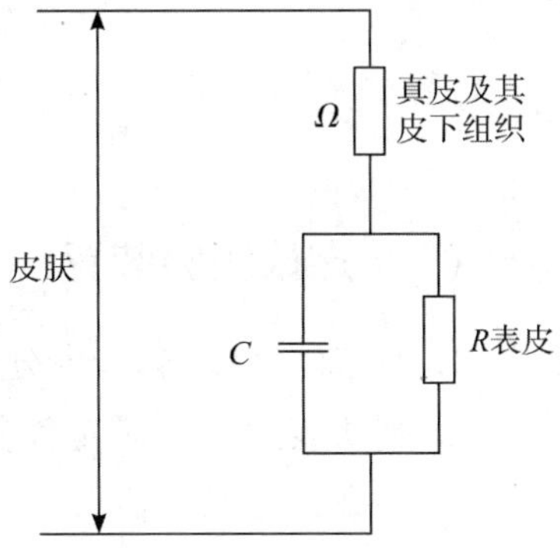

图 9-1 皮肤阻抗模拟电路

影响皮肤阻抗的因素主要有以下两点：

(1) 当皮肤潮湿时，汗腺里水分很多，R 减少，皮肤阻抗下降；相反，皮肤干燥，汗腺里的水分很少，R 增大，皮肤阻抗增加。所以皮肤的干湿程度对皮肤的阻抗影响较大。

(2) 当直流电和低频交流电通过皮肤时，由于 f 较小，皮肤阻抗较大；而高频交流电下 f 较大，皮肤阻抗和频率成反比，引起阻抗较小。所以皮肤阻抗随着交流电频率的增加而减小，具有容抗的特点。

图 9-2 所示为皮肤阻抗与频率的关系。

图 9-3 所示为人体交流阻抗测量的实验装置。

由欧姆定律可知：

$$\frac{U_{R_1}}{R_1}=\frac{U_{人}}{Z_{肤}}$$

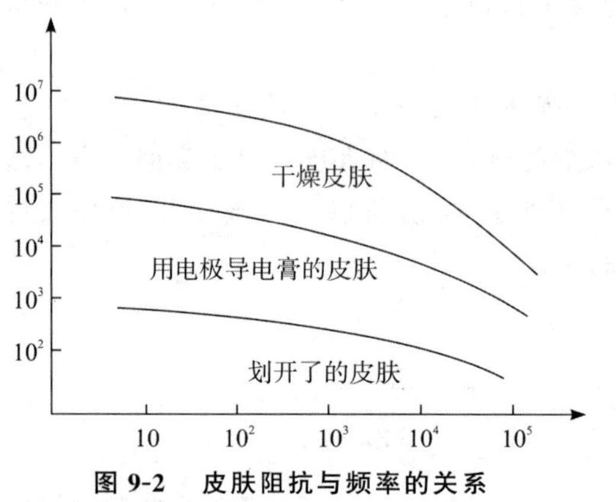

图 9-2　皮肤阻抗与频率的关系

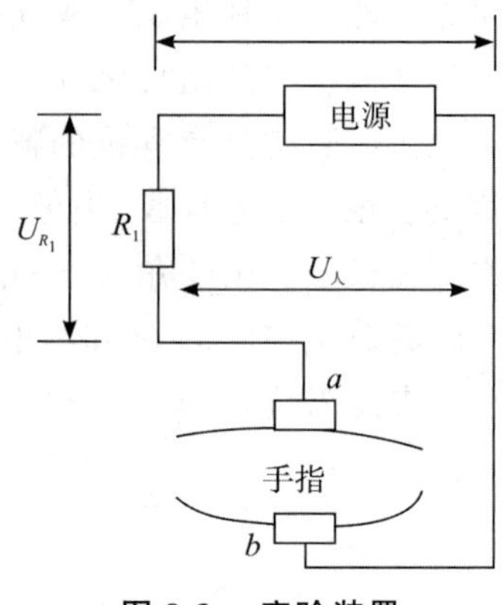

图 9-3　实验装置

所以两手指间的阻抗为：

$$Z_{肤}=\frac{U_{人}}{U_{R_1}}R_1$$

四、实验内容

(一) 连接实验装置

1. 观察组装线路，接入分压电阻 $R_1=10\ \text{k}\Omega$。

2. 毫伏表选择 3 V 量程备用。

3. 函数信号发生器。

(1) 打开电源，进行信号幅度设定。幅度格式选择有效值 3 V，波形选择正弦波。

(2) 进行信号频率设定，将开始信号频率设为 10 Hz。

4. 用手指蘸含有 NaCl 的溶液增加导电性，然后将手指放入两电极中，使电路导通。

5. 待电路稳定后，分别用毫伏表测量 U_{R_1} 和 $U_{人}$，电压读数精确到小数点后一位。两电极间的阻抗为 $Z_{肤}=\frac{U_{人}}{U_{R_1}}R_1$，由测量数据算出手指间的阻抗。测量 3 次，并进行数据处理取平均值。

6. 依次更改频率，用毫伏表分别在 10 Hz、32 Hz、100 Hz、317 Hz、1000 Hz、3165 Hz 等不同频率下测量出 U_{R_1} 和 $U_{人}$，并根据公式分别计算 $Z_{肤}$。

表 9-1　手指皮肤交流阻抗测量数据表

$\lg f$		1.0	1.5	2.0	2.5	3.0	3.5
$U_{人}$ /V	1						
	2						
	3						
	平均值						
U_{R_1} /V	1						
	2						
	3						
	平均值						
$Z_{肤}$ /kΩ	平均值						

五、注意事项

1. 实验过程中不要随意改变毫伏表量程、函数信号输出电压，更不要随意接线，不能把电流直接接入人体。

2. 手指要蘸食盐溶液以增大皮肤导电性，不要在有伤口的皮肤上做实验。

3. 被测学生将手指放入两电极中，应保持不动，以防止电压读数波动较大。

六、预习与思考

1. 为什么潮湿的手更容易触电？

2. 皮肤阻抗的特点是什么？

实验十　电子示波器的使用

一、实验目的

1. 了解示波器的基本结构和工作原理,掌握使用示波器和函数信号发生器的基本方法。

2. 学会使用二踪示波器观测电信号波形,测量电压幅值和频率。

3. 学会使用示波器观察李萨如图形,测量频率。

二、实验仪器

YB4320G 型示波器一台,SDG810 函数信号发生器一台,1.5 V 干电池一节。

三、仪器说明

示波器是一种用途广泛的基本电子测量仪器,一般由示波管、电压放大、扫描、电子开关和电源等几部分组成。可用于观察信号的电压波形,测量信号的电压幅值、周期和频率等。

示波器包括如图 10-1 所示的几个基本组成部分:电子示波管(CRT)、垂直放大电路(Y 放大)、水平放大电路(X 放大)、扫描信号发生电路(锯齿波发生器)、自检标准信号发生电路(自检信号)、触发同步电路、电源等。

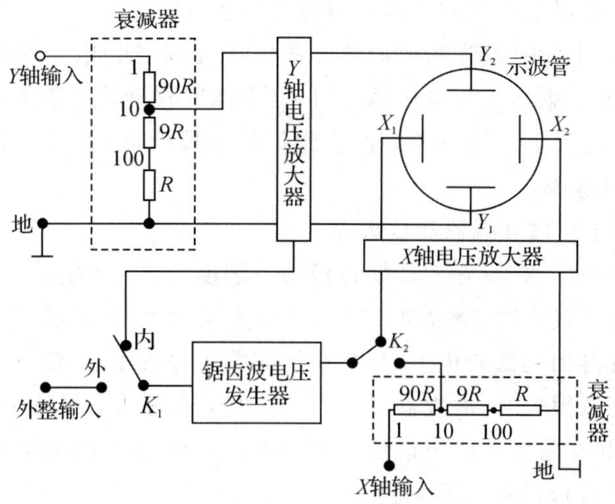

图 10-1　示波器结构图

1. 示波器的基本结构

(1) 示波管

示波管的基本结构如图 10-2 所示，主要由电子枪、偏转系统和荧光屏三部分组成，全都密封在玻璃壳体内，里面抽成高真空。

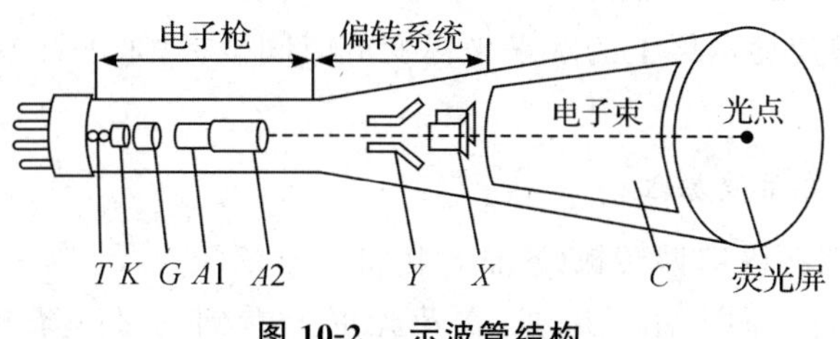

图 10-2　示波管结构

电子枪：由灯丝 T、阴极 K、控制栅极 G、第一阳极 $A1$ 和第二阳极 $A2$ 组成。电子枪的作用是用来发射电子并形成很细的高速电子束。示波器面板上的“辉度”调整就是通过调节电位以控制射向荧光屏的电子流密度，从而改变了屏上的光斑亮度。面板上的“聚焦”调节，就是调第一阳极电位，使荧光屏上的光斑成为清晰明亮的小圆点。有的示波器还有“辅助聚集”，就是调节第二阳极电位。

偏转系统：由两对互相垂直的偏转板组成，一对竖直偏转板，一对水平偏转板。在偏转板上加以适当电压，电子束通过时，其运动方向发生偏转，从而使电子束在荧光屏上产生的光斑位置也发生改变。

荧光屏：屏上涂有荧光粉形成荧光膜。荧光膜受到电子冲击后能发光并形成亮点，当电子束随信号电压偏转时，这个点的移动轨迹就形成了信号的波形并显示在荧光屏上。当电子束停止作用后一段时间内，荧光膜仍保留一段发光过程，称为余辉。

(2)X 轴与 Y 轴衰减器和放大器

示波管本身的 X 轴与 Y 轴偏转板的灵敏度较低(约为 0.1 ～ 1 mm/V)，当输入信号电压过小时，荧光屏上的光点偏移很小而无法观测。因而要对信号电压放大后再加到偏转板上，为此在示波器中设置了 X 轴与 Y 轴放大器。当输入信号电压很大时，放大器无法正常工作，使输入信号发生畸变，甚至使仪器损坏，因此在放大器前级设置有衰减器。X 轴与 Y 轴衰减器和放大器配合使用以满足信号观测的需求。

(3) 扫描系统

扫描系统用来产生一个随时间作线性变化的扫描电压，这种扫描电压随时间变化的关系如同锯齿，故称为锯齿波电压。锯齿波发生器能在示波器本机内产生一种随时间变化类似于锯齿状、频率调节范围很宽锯齿的电压波形，作为 X 轴偏转板的扫描电压。锯齿波频率的调节可由示波器面板上的旋钮控制。锯齿波电压经 X 轴放大器放大后，再加到 X 轴偏转板上，使电子束产生水平扫描，即使显示屏上的水平坐标变成时间坐标，来展开 Y 轴输入的待测信号。

2. 示波器的示波原理

(1) 如果仅在纵向偏转板(Y 轴) 上加一正弦波电压，则电子束将随电压的变化只在竖直方向上往复运动，在荧光屏上看到的是一条竖直亮线，如图 10-3 所示。

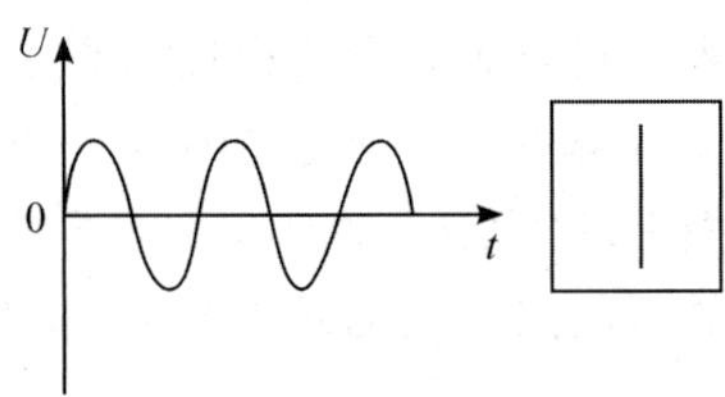

图 10-3　仅垂直偏转板加正弦信号

(2) 如果仅在水平转板(X 轴) 加上锯齿波电压，则电子束随电压的变化只在水平方向上往复运动，在荧光屏上看到的是一条水平亮线，图 10-4 所示为只在水平转板上加一锯齿波电压的情形。

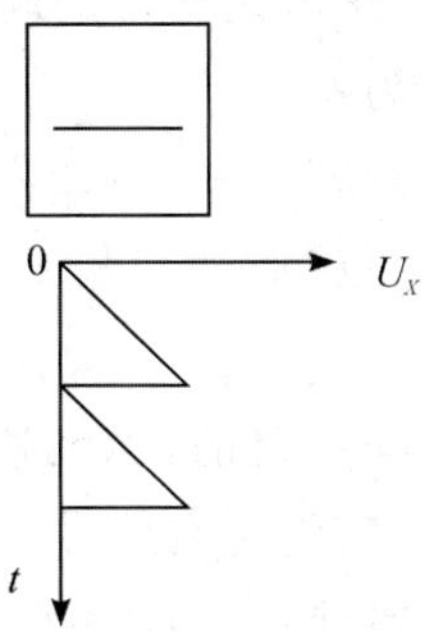

图 10-4　仅水平偏转加扫描锯齿信号

(3) 常规显示波形：如果在竖直偏转板 Y 上加一正弦电压，同时在水平偏转板 X 上加一锯齿电压，电子束受到竖直、水平两个方向的电场力的作用，电子的运动是两相互垂直运动的合成。当锯齿波电压和正弦电压变化周期相等时，在荧光屏上能显示完整周期的正弦波电压的波形图，如图 10-5 所示。

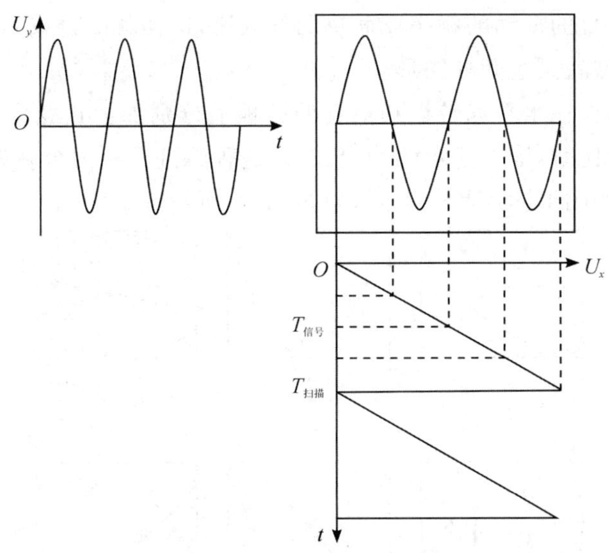

图 10-5　波形显示原理图

3. 同步的概念

如果正弦波和锯齿波电压的周期稍微不同，屏上出现的是一移动着的不稳定图形。为了显示如图 10-5 所示的稳定图形，只有保证正弦波与锯齿波的振动周期完全相同，或者锯齿波的周期是正弦波周期的整数倍，这样才能在荧光屏上显示出一个稳定的波形，这就是所谓的同步。

由此可知同步的一般条件为：

$$T_x = nT_y, n = 1,2,3\cdots$$

其中，T_x 为锯齿波周期，T_y 为正弦周期。若 $n=3$，则能在屏上显示出三个完整周期的波形。

实际测量过程中为了达到同步目的，示波器采用三种方式的自动频率跟踪装置(称为"同步")。"内同步"：将待测信号一部分加到扫描发生器，当待测信号频率 f_y 有微小变化，它将迫使扫描频率 f_x 追踪其变化，保证荧光屏上波形的完整稳定；"外同步"：从外部电路中取出信号加到扫描发生器，迫使扫描频率 f_x 变化，保证波形的完整稳定；"电源同步"：信号从电源变压器获得。一般在观察信号时，都采用"内同步"(或称为"内触发")。

4. 李萨如图形的原理

李萨如图形是一个质点同时在 X 轴和 Y 轴上作简谐运动形成的。如果这两个相互垂直的振动的频率成简单的整数比，这样就能合成一个稳定、封闭的曲线图形，这就是李萨如图形。

示波器如果在水平偏转板和垂直偏转板上分别加上正弦信号，当它们的频率比为整数比时，屏上显示的稳定波形，这种轨迹图称为李萨如图形。频率比不同，李萨如图形的形状也不同，如图 10-6 所示。

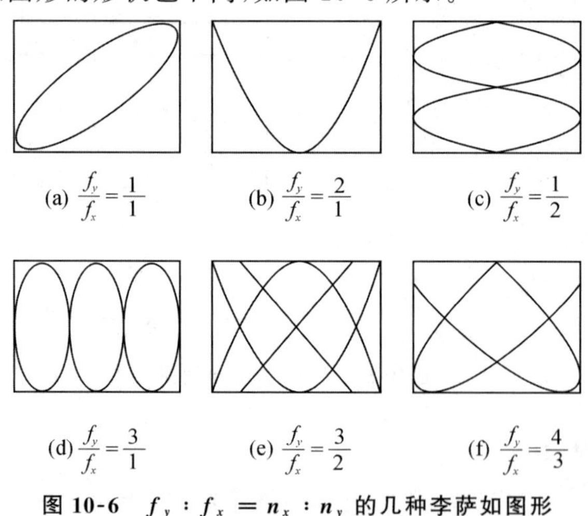

图 10-6　$f_y : f_x = n_x : n_y$ 的几种李萨如图形

根据李萨如图形可以得到如下规律：

$$f_x : f_y = N_y : N_x$$

f_x、f_y 分别是加在 X、Y 偏转板的正弦信号频率，N_x、N_y 分别是图形与水平、竖直线的切点数(或交点数)。

YB4320G 型示波器前、后面板及部分操作见附录。

四、实验内容与步骤

1. 熟悉示波器的控制面板，练习基本操作

(1) 示波器控制面板的预置

仪器使用时控制面板的位置(以 CH1 输入为例) 如下(其他按键为弹出位置)：

控制面板	作用位置	控制面板	作用位置
辉度 ②	适中	触发耦合 ㉘	AC
聚焦 ④	适中	电平锁定 ㉜	按下
显示方式 ㊷	CH1	释抑 ㉞	逆时针旋转到底
垂直位移 ㊵㊸	适中	触发方式 ㉛	自动
VOLTS/DIV⑩⑮	0.5 V/DIV	水平显示方式 ㊶	A
微调 ⑭⑲	顺时针转至校准位置	A TIME/DIV⑳	0.5 ms/DIV
触发源 ㉙	CH1	水平位移 ㉟	适中

(2) 打开电源开关，调节辉度和聚焦旋钮，使光迹最细最清晰；调节 CH1 垂直位移、水平位移和光迹旋钮将扫描线调到居中并与水平中心刻度平行。

(3) 将探极线分别连接 CH1 输入端和 $2V_{P\text{-}P}$ 校准信号端，调节 CH1 垂直位移和水平位移到适中位置，使显示的方波波形对准刻度线，最后读出电压幅值 $V_{P\text{-}P}$ 和周期(T)。计算 $V_{P\text{-}P}$ 和周期：$V_{P\text{-}P} = A \times \text{V/DIV}$，$T = B \times \text{TIME/DIV}$。式中，$A$ 为波形在屏上所占垂直格数，B 为一个周期波形在屏上所占水平格数，1 DIV 为屏上的 1 大格。

2. 用示波器 CH1 通道测量直流信号电压

(1) 仪器使用时控制面板的位置如下所示：

控制面板	作用位置	控制面板	作用位置
辉度 ②	适中	触发耦合 ㉘	DC
聚焦 ④	适中	电平锁定 ㉜	按下
显示方式 ㊷	CH1	信号类型 ⑪	DC
垂直位移 ㊸	适中	触发方式 ㉛	自动
VOLTS/DIV⑩	0.5 V/DIV、1 V/DIV、2 V/DIV	水平显示方式 ㊶	A
微调 ⑭	顺时针转至校准位置	A TIME/DIV⑳	0.5 ms/DIV
触发源 ㉙	CH1	水平位移(35)	适中

(2) 衰减开关挡位 VOLTS/DIV⑩ 先旋转至 0.5 V/DIV，将直流电压(1.5 V) 输入示波器，记录扫描线竖直方向的位置变化量，该值乘以衰减开关挡位 VOLTS/DIV⑩ 的数值 0.5 V/DIV 即为所输入的直流电压值。

(3) 改变衰减开关挡位 VOLTS/DIV⑩ 至 1 V/DIV、2V/DIV，重新测量直流电压值。不同挡位所得结果是否相同？思考如何选择恰当的挡位。将测量结果填入表 10-1。

3. 用示波器 CH2 通道测量交流信号的电压幅值

(1) 仪器使用时控制面板的位置如下所示：

控制面板	作用位置	控制面板	作用位置
辉度 ②	适中	触发耦合 ㉘	AC
聚焦 ④	适中	电平旋钮 ㉝	适当(波形稳定)
显示方式 ㊷	CH2	信号类型 ⑪	AC
垂直位移 ㊵	适中	触发方式 ㉛	自动
VOLTS/DIV⑮	适中	水平显示方式 ㊶	A
微调 ⑲	顺时针转至校准位置	A TIME/DIV⑳	0.1 ms/DIV 或 0.2 ms/DIV
触发源 ㉙	CH2	水平位移 ㉟	适中

(2) 用信号线一头连接函数信号发生器的电压输出端口(VOLTAGE OUT)，另一头连接示波器的 CH2 输入端。

选择函数信号发生器输出频率为 2 kHz，根据表 10-2 要求，调节函数信号发生器对应的 V_{P-P} 输出。正弦信号的有效值等于电压峰峰值除以 $2\sqrt{2}$。

改变示波器的衰减开关挡位 VOLTS/DIV⑮，观察波形高度变化情况，体会衰减开关的作用，思考测量信号时应如何选择恰当的挡位。

调节示波器的衰减开关挡位 VOLTS/DIV⑮，得到稳定的适合观察、测量的波形，测量信号电压幅值。将测量结果填入表 10-2。

4. 用示波器 CH2 通道测量交流信号的频率

调节函数信号发生器使其输出幅度适当、频率为 500 Hz 的正弦信号到示波器 CH2 通道中。

示波器控制面板的位置同上，调整示波器主扫描时间系数 A TIME/DIV⑳ 使荧光屏上显示 2 ～ 3 个完整波形。记录示波器主扫描时间系数 A TIME/DIV⑳ 和一个完整波形的水平宽度，二者乘积为该信号的周期，周期的倒数为频率。

改变函数信号发生器的输出信号频率为 5 kHz 和 50 kHz，用示波器测量。将测量结果填入表 10-3。

注意：为了提高测量精度，测量时应调节示波器的衰减开关挡位 VOLTS/DIV 和示波器主扫描时间系数 A TIME/DIV 旋钮，使波形上下、左右达到适合观察、测量的状态，不能超出屏幕显示范围，并至少要显示一个完整的波形，显示 2 ～ 3 个完整波形最为合适。

5. 用示波器观察李萨如图形和测量频率

调节函数信号发生器输出频率为 1000 Hz 的正弦交流信号，即 $f_x = 1000$ Hz 输入示波器的 CH1 通道，待测信号输入示波器的 CH2 通道。按下示波器 *X-Y* 控制键，两个 AC-DC 按键都置于 AC。此时会出现绕动的曲线，即李萨如图形。改变待测信号的频率，使屏幕上出现表 10-4 所示的各个图形，记下待测信号的频率 f_y，填入表 10-4 中。

五、数据处理

表 10-1　直流电压

衰减开关/(V/DIV)	0.5	1	2
亮线移动高度/DIV			
电压幅值/V			

表 10-2　交流电压

电压幅值 V_{P-P}/V	0.5	2	4	6	8
衰减开关/(V/DIV)					
波形高度/DIV					
电压峰峰值 V_{P-P}/V					
电压有效值/V					

表 10-3　正弦信号频率

函数信号发生器读数值/Hz	500	5 k	50 k
主扫描时间系数/(s/DIV)			
一个完整波形宽度/DIV			
周期/s			
频率/Hz			
频率的相对误差值			

表 10-4　李萨如图形的观测(f_x = 1000 Hz)

图形	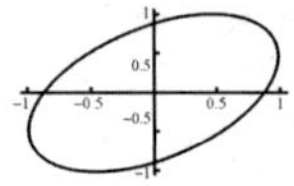	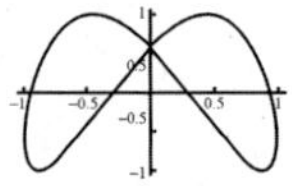	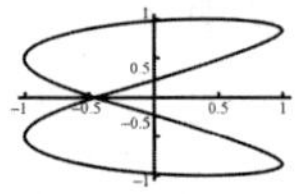	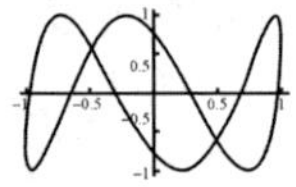	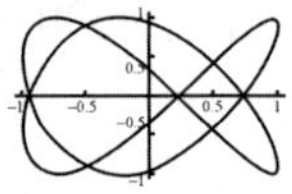
f_y					
f_y/f_x					

六、注意事项

1. 荧光屏显示亮度要适中，光点不要长时间停留在一个位置上。
2. 测量电压、频率时，相应的微调旋钮 ⑭、⑲、㉔ 应处于校准位置。

七、思考题

1. 示波器的主要组成部分是什么？
2. 示波器的主要用途有哪些，可以测量哪类信号？
3. 为什么示波器的扫描信号必须是锯齿波？
4. 电压峰峰值为 22 V 的正弦波，它的有效值是多少？

八、附录

YB4320G 二踪示波器面板分布及功能

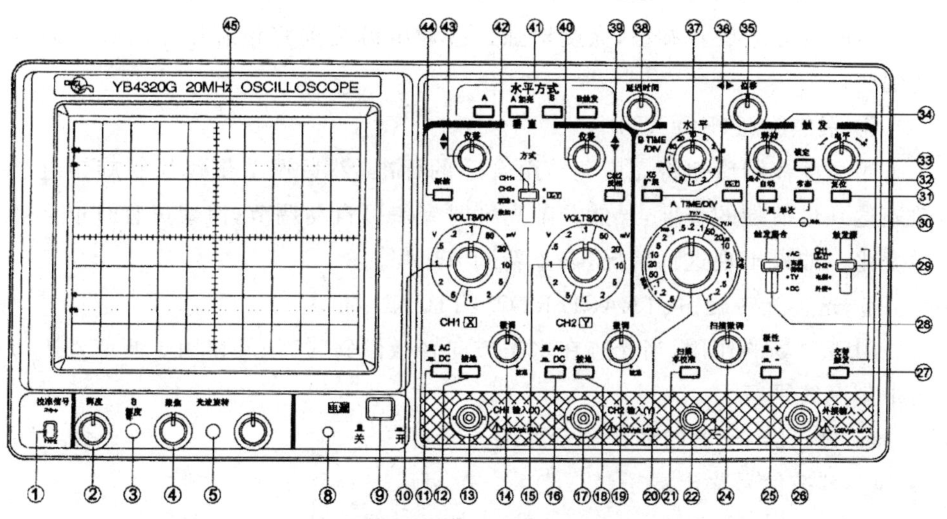

图 10-7　YB4320G 二踪示波器操作面板

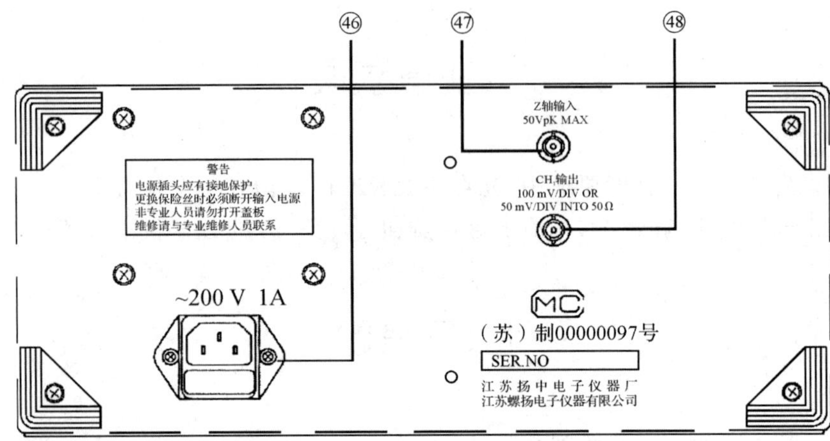

图 10-8　YB4320G 二踪示波器后面板

1. 主机电源

⑨ 电源开关(POWER)

将电源开关按键弹出即为“关”位置，将电源接入，按电源开关，以接通电源。

⑧ 电源指示灯

电源接通时指示灯亮。

② 辉度旋钮(INTENSITY)

顺时针方向旋转旋钮，亮度增强。接通电源之前将该旋钮逆时针方向旋转到底。

④ 聚焦旋钮(FOCUS)

用亮度控制旋钮将亮度调节至合适的标准，然后调节聚焦控制旋钮直至轨迹达到最清晰的程度，虽然调节亮度时聚焦可自动调节，但聚焦有时也会轻微变化。如果出现这种情况，需重新调节聚焦。

⑤ 光迹旋转旋钮(TRACE ROTATION)

由于磁场的作用，当光迹在水平方向轻微倾斜时，该旋钮用于调节光迹与水平刻度线平行。

㊺ 显示屏：仪器的测量显示终端。

① 校准信号输出端子(CAL)

提供 1 kHz ± 2%，$2V_{P-P}$ ± 2% 方波作本机 Y 轴、X 轴校准用。

2. 垂直方向部分

⑬ 通道 1 输入端[CH1 INPUT(X)]

该输入端用于垂直方向的输入。在 X-Y 方式时输入端的信号成为 X 轴信号。

⑰ 通道 2 输入端[CH2 INPUT(Y)]

和通道 1 一样，但在 X-Y 方式时输入端的信号成为 Y 轴信号。

⑪、⑫、⑯、⑱ 交流 — 直流 — 接地耦合选择开关(AC-DC-GND)

选择输入信号与垂直放大器的耦合方式：

直流(DC)耦合适用于观察包含直流成分的被测信号，如信号的逻辑电平和静态信号的直流电平。当被测信号的频率很低时，也必须采用这种方式。

交流(AC)耦合：信号中的直流分量被隔断，用于观察信号的交流分量，如观察较高直流电平上的小信号。

接地(GND)：通道输入端接地(输入信号断开)，用于确定输入为零时光迹所处位置。

⑩、⑮ 衰减器开关(VOLTS/DIV)

用于选择垂直偏转灵敏度的调节。如果使用的是 10：1 的探头，计算时将幅度×10。

⑭、⑲ 垂直微调旋钮(VARIBLE)

垂直微调用于连续改变电压偏转灵敏度，此旋钮在正常情况下应位于顺时针方向旋转到底的位置。将旋钮逆时针方向旋转到底，垂直方向的灵敏度下降到 2.5 倍以下。

灵敏度选择(V/DIV) 的设定：按被测信号幅值的大小选择合适挡级。“灵敏度选择”开关外旋钮为粗调，中心旋钮为细调(微调)。微调旋钮按顺时针方向旋转至校准位置时，可根据粗调旋钮的指示值(V/DIV) 和波形在垂直轴方向上的格数读出被测信号幅值。

㊸、㊵ 垂直移位(POSITION)

调节光迹在屏幕中的垂直位置。

㊷ 垂直方式工作开关

选择垂直方向的工作方式：

通道 1 选择(CH1)：屏幕上仅显示 CH1 的信号。

通道 2 选择(CH2)：屏幕上仅显示 CH2 的信号。

二踪选择(DUAL)：同时按下 CH1 和 CH2 按钮，屏幕上会出现二踪并自动以断续或交替方式同时显示 CH1 和 CH2 上的信号。

叠加(ADD):显示 CH1 和 CH2 输入电压的代数和。

㊴CH2 极性开关(INVERT):按此开关时 CH2 显示反相电压值。

3. 水平方向部分

⑳ 主扫描时间系数选择开关(A TIME/DIV)

共 20 挡,在 0.1 μs/DIV ~ 0.5 s/DIV 范围选择扫描速率。

㉚X-Y 控制键

如 X-Y 工作方式时,垂直偏转信号接入 CH2 输入端,水平偏转信号接入 CH1 输入端。

㉑ 扫描非校准状态开关键

按入此键,扫描时基进入非校准调节状态,此时调节扫描微调有效。

㉔ 扫描微调控制键(VARIBLE)

此旋钮以顺时针方向旋转到底时处于校准位置,扫描由 TIME/DIV 开关指示。该旋钮逆时针方向旋转到底,扫描减慢 2.5 倍以上。正常工作时,㉑ 键弹出,该旋钮无效,即为校准状态。

㉟ 水平位移(POSITION)

用于调节轨迹在水平方向移动。顺时针方向旋转该旋钮向右移动光迹,逆时针方向旋转向左移动光迹。

㊱ 扩展控制键(MAG × 5)

按下去时,扫描系数 × 5 扩展,扫描时间是 TIME/DIV 开关指示数值的 1/5。

㊲ 延时扫描 B 时间系数选择开关(B TIME/DIV)

共 12 挡,在 0.1 μs/DIV ~ 0.5 ms/DIV 范围选择 B 扫描速率。

㊶ 水平工作方式选择(HORIZ DISPLAY)

主扫描(A):按入此键主扫描单独工作,用于一般波形观察。

A 加亮(A INT):选择 A 扫描的某区段扩展为延时扫描,可用此扫描方式。与 A 扫描相对应的 B 扫描区段(被延时扫描)以高亮度显示。

被延时扫描(B):单独显示被延时扫描 B。

B 触发(B TRIG'D):选择连续延时扫描和触发延时扫描。

4. 触发系统(TRIGGER)

㉙ 触发源选择开关(SOURCE):选择触发信号源。

通道 1 触发(CH1,X-Y):CH1 通道信号是触发信号,当工作方式在 X-Y 时,拨动开关应设置于此挡。

通道 2 触发(CH2):CH2 上的输入信号是触发信号。

电源触发(LINE):电源频率成为触发信号。用交流电源的频率作为触发信号。这种方法对于测量与电源频率有关的信号十分有效,如音响设备的交流噪音、可控硅电路等。

外触发(EXT):触发输入上的触发信号是外部信号,用于特殊信号的触发。

㉗ 交替触发(ALT TRIG)

在二踪交替显示时,触发信号交替来自于两个 Y 通道,此方式可用于同时观察两路不相关信号。

㉖ 外触发输入插座(EXT INPUT):用于外部触发信号的输入。

㉝ 触发电平旋钮(TRIG LEVEL):用于调节被测信号在某选定电平触发同步。

㉜ 电平锁定(LOCK)

无论信号如何变化,触发电平自动保持在最佳位置,不需人工调节电平。

㉞ 释抑(HOLDOFF)

当信号波形复杂,用电平旋钮不能稳定触发时,可用此旋钮使波形稳定同步。

㉕ 触发极性按钮(SLOPE):触发极性选择,用于选择信号的上升沿和下降沿触发。

㉛ 触发方式选择(TRIG MODE)

自动(AUTO):在自动扫描方式时扫描电路自动进行扫描。在没有信号输入或输入信号没有被触发时,屏幕上仍然可以显示扫描基线。

常态(NORM):有触发信号才能扫描,否则屏幕上无扫描显示。当输入信号的频率低于 50 Hz 时,请用常态触发方式。

复位键(RESET):当“自动”与“常态”同时弹出时为单次触发工作状态,当触发信号来到时,准备(READY)指示灯亮,单次扫描结束后熄灭,按下复位键(RESET)后,电路又处于待触发状态。

㉘ 触发耦合(COUPLING)

根据被测信号的特点,用此开关选择触发信号的耦合方式。

交流(AC):这是交流耦合方式,触发信号通过交流耦合电路,排除了输入信号中的直流成分的影响,可得到稳定的触发。

高频抑制(HF REJ):触发信号通过交流耦合电路和低通滤波器作用到触发电路,触发信号中的高频成分被抑制,只有低频信号部分能作用到触发电路。

电视(TV):TV 触发,以便于观察 TV 视频信号,触发信号经交流耦合通过触发电路,将电视信号送到同步分离电路,拾取同步信号作为触发扫描用,这样视频信号能稳定显示。TV-H 用于观察电视信号中行信号波形,TV-V 用于观察电视信号中场信号波形。注意:仅在触发信号为负同步信号时,TV-V 和 TV-H 同步。

直流(DC):触发信号被直接耦合到触发电路,当触发需要触发信号的直流部分或需要显示低频信号以及信号占空比很小时,使用此种方式。

5. 基本操作

(1) 单通道操作

① 电源接通,电源指示灯亮,约 20 秒后屏幕光迹出现。如果 60 秒后还没有出现光迹,请重新检查开关和控制旋钮的设置。

② 分别调节亮度,聚焦,使光迹亮度适中、清晰。

③ 调节通道 1 位移旋钮与轨迹旋钮电位器,使光迹与水平刻度平行。

④ 用 10∶1 探头将校正信号输入至 CH1 输入端。

⑤ 将 AC-GND-DC 开关设置在 AC 状态,一个方波将会出现在屏幕上。

⑥ 调整聚焦使图像清晰。

⑦ 对于其他信号的观察,可通过调整垂直衰减开关,扫描时间系数到所需位置,从而得到清晰的图形。

⑧ 调整垂直和水平位移旋钮,使得波形的幅度与时间容易读出。

以上为示波器的最基本操作,通道 2 的操作与通道 1 的操作相同。

(2) 双通道操作

改变垂直方式到 DUAL 状态,于是通道 2 的光迹也会出现在屏幕上(与 CH2 相同)。这时通道 1 显示一个方波,而通道 2 仅显示一条直线,因为没有信号接到该通道。现在将校正信号接到 CH2 的输入端(与 CH1 一致),将 AC-GND-DC 开关设置到 AC 状态,调整 ⑪ 和 ⑲ 使两通道的波形大小适中。释放 ALT/CHOP 开关(置于 ALT 方式),CH1 和 CH2 的信号交替地显示在屏幕上,此设定用于观察扫描时间较短的两路信号。

(3) 加减操作

通过设置“垂直方式开关”到“加”的状态，可以显示 CH1 和 CH2 的代数和，如果 CH2 的 INV 开关被按下则为代数减。为了得到加减的精确值，两个通道的衰减设置必须一致。

(4) 触发源的选择

正确的选择触发源对于有效使用示波器至关重要，所以用户必须熟悉。

①MODE 开关

AUTO：当为自动模式时，扫描发生器自动产生一个没有触发信号的扫描信号；当有触发信号时，它会自动转换到触发扫描。通常第一次观察一个波形时，将其设置为“AUTO”，稳定后再调整其他设置。当其他控制部分设定好后，通常将开关设回到“NORM”触发方式，因为该方式更加灵敏。

NORM：常态，通常扫描器保持在静止状态，屏幕上无光迹显示。

TV-V：电视场，当需要观察一个整场的电视信号时，将 MODE 开关设置到 TV-V，对电视信号的场信号进行同步，扫描时间通常设定到 2 ms/DIV 或 5 ms/DIV。

TV-H：电视行，对电视信号的行信号进行同步，扫描时间通常为 5 μs/DIV，显示几行信号波形，可以用微调旋钮调节所需的行数。送入示波器的同步信号必须是负极的。

② 触发信号源功能

为了在屏幕上显示一个稳定的波形，需要给触发电路提供一个与显示信号在时间上有关联的信号，触发源开关就是用来选择该触发信号的。

CH1/CH2：大部分情况下采用内触发模式。送到垂直输入端的信号在预放之前分一支到触发电路中。

LINE：用交流电源的频率作为触发信号。这种方法对于测量与电源频率有关的信号十分有效，如音响设备的交流噪音、可控硅电路等。

EXT：用外来信号驱动扫描触发电路。该外来信号因与要测的信号有一定的时间关系，波形可以更加独立地显示出来。

③ 触发电平和极性开关

当触发信号通过一个预置的阀门电平时会产生一个扫描触发信号。调整触发电平旋钮可以改变电平，向“+”方向时，阀门电平向正方向移动；向“−”方向时，阀门电平向负方向移动；当在中间位置时，阀门电平在平均位置上。

④ 触发交替开关

当垂直选择在二踪显示时，该开关用于交替触发和交替显示。在交替触发下，每一个扫描周期，触发信号交替一次。这种方式有利于波形幅度、周期的测试，甚至可以观察两个在频率上并无联系的波形，但不适合于相位和时间对比的测量。在二踪显示时，如果“CHOP”和“TRIG. ALT”同时按下，则不能同步显示，因为“CHOP”信号成为触发信号。

(5) 扫描速率控制

调节扫描速率旋钮，可以选择想要观察的波形个数，如果屏幕上显示的波形过多，则调节扫描速率更快一些；如果屏幕上只有一个周期的波形，则可以减慢扫描速率。当扫描速率太快时，屏幕上只能观察到周期信号的一部分。对于一个方波信号可能在屏幕上显示的只是一条直线。

(6) 扫描扩展

当需要观察一个波形的一部分时，需要很高的扫描速率。但是如果想要观察的部分远离扫描起点，则要观察的波形可能已经出现到屏幕外，这时就需要使用扫描扩展开关。当扫描开关按下后，显示的范围会扩展 10 倍。

(7) X-Y 操作

将扫描速率开关设定在 X-Y 位置时，示波器工作方式为 X-Y。

X 轴：CH1 输入；

Y 轴：CH2 输入。

将两个信号发生器输出的正弦波信号分别输入 CH1、CH2，则合成了各种李萨如图形。固定其中一路的输出频率为 50 Hz，调节另一路的频率输出，得到所要求的稳定的李萨如图形，读出频率值，与计算值 $f_x : f_y = N_y : N_x$ 相比较。

(8) 探头校准

如以前所述，示波器探头可用于一个很宽的频率范围，但必须进行相位补偿。失真的波形会引起测量误差，因此测量前，要进行探头校准。连接 10∶1 探头 BNC 到 CH1 或 CH2 的输入端，将衰减开关设定到 50 mV/DIV，连接探极探针到校准信号的输出端，调整补偿电容直到获得最佳的方波为止。

YB43020B 示波器面板分布及功能

1. YB43020B 模拟示波器整体外观

如图所示：

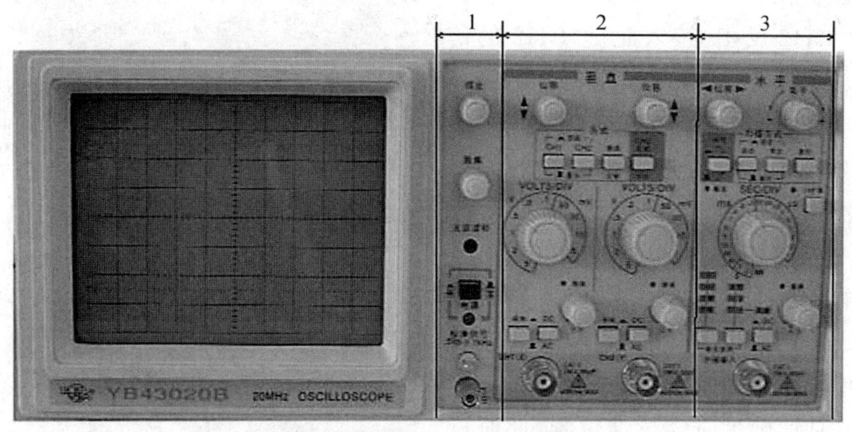

图 10-9　YB43020B 示波器面板

YB43020B 示波器前面板左侧部分是屏幕，用于显示测量的电信号波形。右侧控制区分为 1、2、3 三个部分，分别是电源与电子束控制区、信号输入控制区、扫描与信号控制区。

2. 各区控制键的作用和功能

(1) 电源开关：按入此开关，仪器电源接通，指示灯亮。

(2) 光迹旋转：用小螺丝刀调节此旋钮，可使倾斜的光迹与水平线平行。

(3) 聚焦：用以调节示波管电子束的焦点，使显示的光点成为细而清晰的圆点。

(4) 辉度：调节光迹亮度，顺时针旋转光迹亮度增强。

(5) 校准信号：此端口输出幅度为 0.5 V，频率为 1 kHz 的方波信号。

(6) 垂直位移：用以调节光迹在垂直方向的位置。

(7) 方式：选择垂直系统的工作方式。

CH1：只显示 CH1 通道的信号。

CH2：只显示 CH2 通道的信号。

交替：用于同时观察两路信号，此时两路信号交替显示，该方式适合于在扫描速率较快时使用；断续：两路信号断续工作，适合于在扫描速率较慢时，同时观察两路信号。

叠加：用于显示两路信号相加的结果，当 CH2 极性开关被按入时，则两信号相减。

CH2 反相：按入此键，CH2 的信号被反相。

(8) 灵敏度选择开关(VOLTS/DIV)：选择垂直轴的偏转系数，从 2 mV/DIV ～ 10 V/DIV 分 12 个挡级调整，可根据被测信号的电压幅度选择合适的挡级。

(9) 微调：用以连续调节垂直轴偏转系数，调节范围 ≥ 2.5 倍。该旋钮逆时针旋足时为校准位置，此时可根据“VOLTS/DIV”开关度盘位置和屏幕显示幅度读取该信号的电压值。

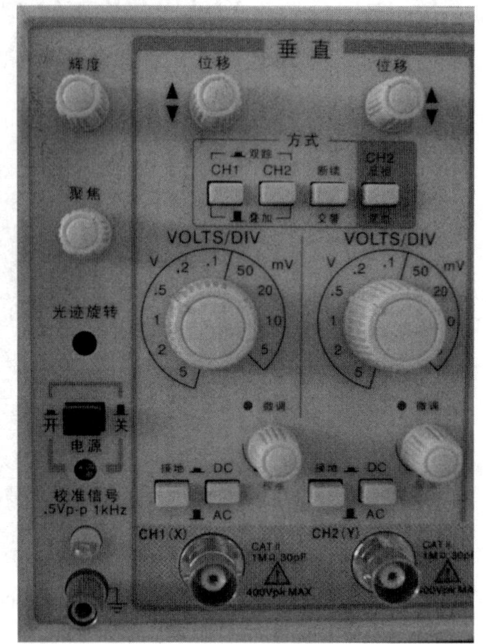

图 10-10　示波器控制区一

(10) 耦合方式(AC GND DC)：垂直通道的输入耦合方式选择。

AC：信号中的直流分量被隔开，用以观察信号的交流成分。

DC：信号与仪器通道直接耦合，当需要观察信号的直流分量或被测信号的频率较低时应选用此方式。

GND：输入端处于接地状态，用以确定输入端为零电位时光迹所在位置。

(11) 水平位移：用以调节光迹在水平方向的位置。

(12) 电平：用以调节被测信号在变化至某一电平时触发扫描。

(13) 极性：用以选择被测信号在上升沿或下降沿触发扫描。

(14) 扫描方式：选择产生扫描的方式。

自动：当无触发信号输入时，屏幕上显示扫描光迹，一旦有触发信号输入，电路自动转换为触发扫描状态，调节电平可使波形稳定地显示在屏幕上。此方式适合观察频率在 50 Hz 以上的信号。

常态：无信号输入时，屏幕上无光迹显示；有信号输入时，且触发电平旋钮在合适位置上，电路被触发扫描。当被测信号频率低于 50 Hz 时，必须选择该方式。

锁定:仪器工作在锁定状态后,无须调节电平即可使波形稳定地显示在屏幕上。

单次:用于产生单次扫描,进入单次状态后,按动复位键,电路工作在单次扫描方式,扫描电路处于等待状态。当触发信号输入时,扫描只产生一次,下次扫描需再次按动复位按键。

(15) ×5 扩展:按入后扫描速度扩展 5 倍。

(16) 扫描速率选择开关(SEC/DIV):或者称为主扫描时间系数旋钮,根据被测信号的频率高低,选择合适的挡极。当扫描"微调"置校准位置时,可根据度盘的位置和波形在水平轴的距离读出被测信号的时间参数。

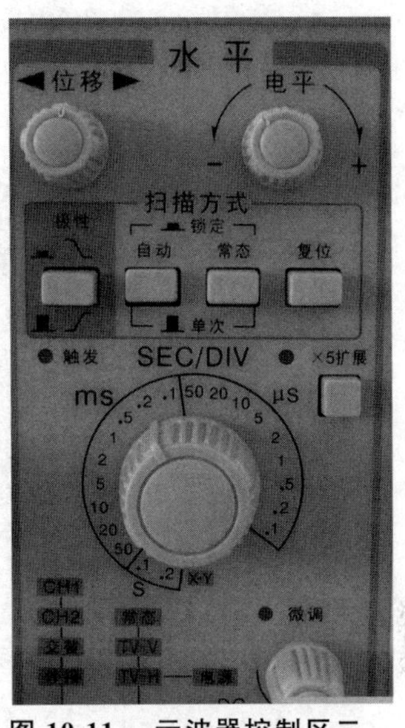

图 10-11　示波器控制区二

(17) 微调:用于连续调节扫描速率,调节范围 ≥2.5 倍,逆时针旋足为校准位置。

(18) 触发源:用于选择不同的触发源。

CH1:在双踪显示时,触发信号来自 CH1 通道;单踪显示时,触发信号则来自被显示的通道。

CH2:在双踪显示时,触发信号来自 CH2 通道;单踪显示时,触发信号则来自被显示的通道。

交替:在双踪交替显示时,触发信号交替来自于两个 Y 通道,此方式用于同时观察两路不相关的信号。

外接:触发信号来自于外接输入端口。

3. 使用举例

例 1　校准信号的测量。

实验步骤:

(1) 把校准信号接入 CH2 通道。

(2) 扫描方式选择自动,通道选择 CH2,耦合方式选择 GND,把地线通过垂直位移旋钮调整到屏幕中央。

(3) 耦合方式选择 DC,调整电压灵敏度开关以及扫描速率选择开关到合适位置,使屏幕显示 2 到 3 个波形,读出幅度和周期。

读数：$V_{P\text{-}P}=0.2\ \mathrm{V/DIV}\times 2.5\ \mathrm{DIV}=0.5\ \mathrm{V}$

$T=0.2\ \mathrm{ms/DIV}\times 5\ \mathrm{DIV}=1\ \mathrm{ms}$

$f=1/T=1\ \mathrm{kHz}$

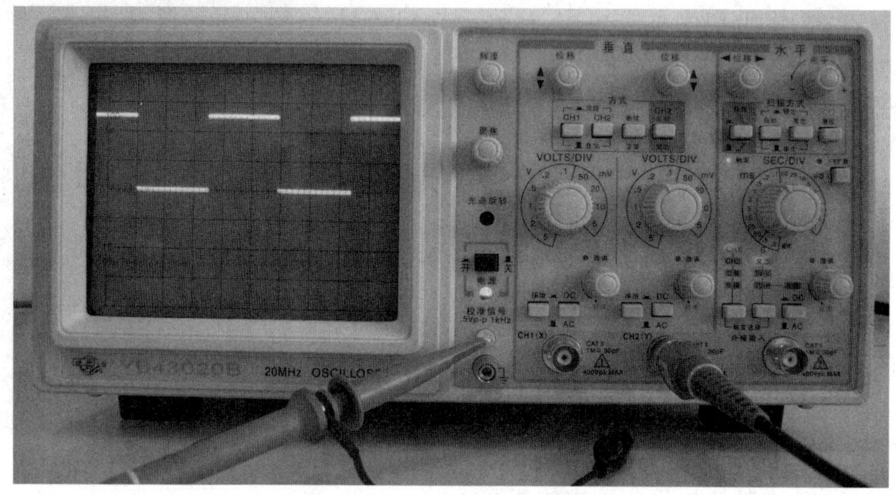

图 10-12　校准信号的测量

例 2　显示的 $f=2\ \mathrm{kHz}$，$V_{P\text{-}P}=5\ \mathrm{V}$ 的正弦波的测量，实验步骤与例 1 基本相同，对于正弦波耦合方式选择 AC，函数信号发生器的正弦波信号接入 CH2 通道。

读数：$V_{P\text{-}P}=1\ \mathrm{V/DIV}\times 5\ \mathrm{DIV}=5\ \mathrm{V}$

$T=0.1\ \mathrm{ms/DIV}\times 5\ \mathrm{DIV}=0.5\ \mathrm{ms}$

$f=1/T=2\ \mathrm{kHz}$

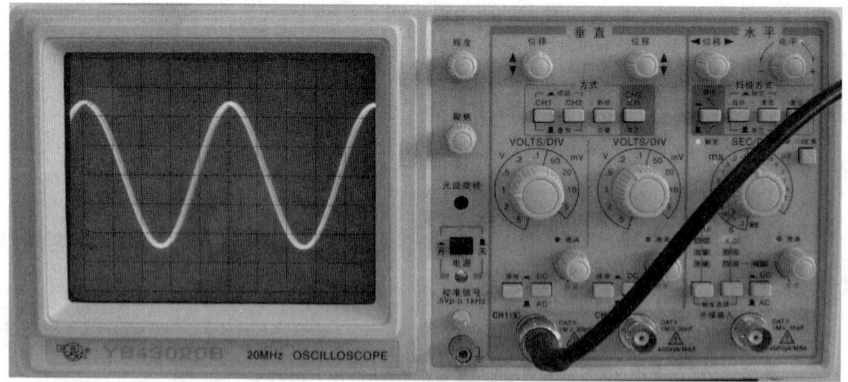

图 10-13　示波器测量交流信号

SDG810 函数／任意波形发生器面板分布及功能

1. 前面板

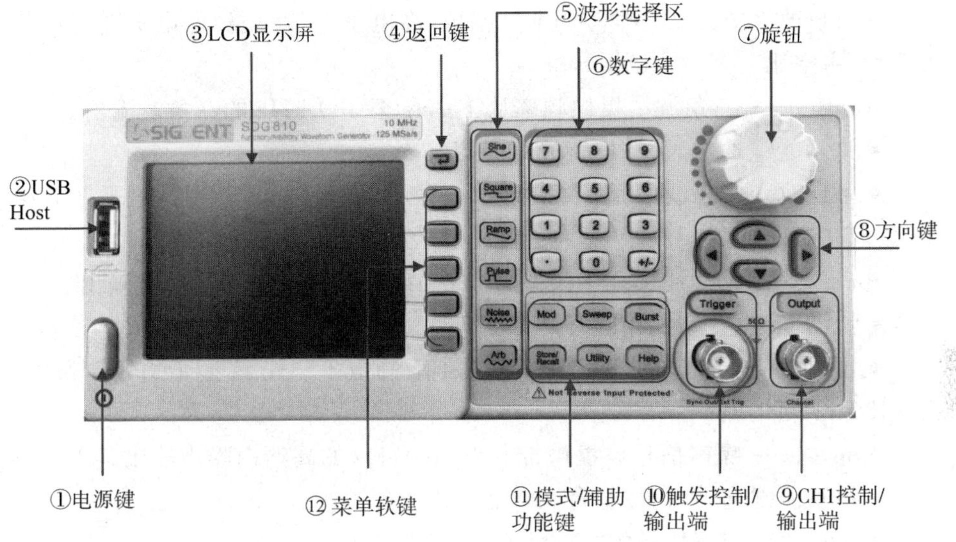

图 10-14　SDG 前面板

① 电源键

用于开启或者关闭信号发生器。当该电源键关闭时，信号发生器处于断电状态。

②USB Host

支持FAT格式的U盘。读取U盘中的波形或状态文件，或将当前的仪器状态存储到U盘中。

③LCD 显示屏

320×240 TFT 彩色液晶显示屏，显示当前功能的菜单和参数设置、系统状态、提示信息等内容。

④ 返回键

该按键用于返回至上一步操作的菜单界面。

⑤ 波形选择区

Sine —— 正弦波。提供频率从 1 μHz 至 10 MHz 的正弦波输出。

- 该功能键选中时，按键背光灯变亮。
- 可以改变正弦波的“频率/周期”“幅值/高电平”“偏移量/低电平”“起始

相位”。

Square —— 方波。提供频率从 1 μHz 至 10 MHz 的方波输出。

• 该功能键选中时，按键背光灯变亮。

• 可以改变方波的“频率/周期”“幅值/高电平”“偏移量/低电平”“起始相位”和“占空比”。

Ramp —— 三角波。提供频率从 1 μHz 至 300 kHz 的三角波输出。

• 该功能键选中时，按键背光灯变亮。

• 可以改变三角波的“频率/周期”“幅值/高电平”“偏移量/低电平”“起始相位”和“对称性”。

Pulse —— 脉冲波。提供频率从 500 μHz 至 5 MHz 的脉冲波输出。

• 该功能键选中时，按键背光灯变亮。

• 可以改变脉冲波的“频率/周期”“幅值/高电平”“偏移量/低电平”“脉宽/占空比”和“延时”。

Noise —— 噪声信号。提供带宽为 10 MHz 的高斯白噪声输出。

• 该功能键选中时，按键背光灯变亮。

• 可以改变噪声信号的“方差”和“均值”。

Arb —— 任意波。提供频率从 1 μHz 至 5 MHz 的任意波输出。

• 可以输出内建 46 种波形：Sinc、指数上升、指数下降、正切、余切、反三角和高斯等。也可以输出 U 盘中存储的任意波形。

• 可以输出用户在线编辑(16 kpts)或通过 EasyWave 编辑下载到仪器的任意波形。

• 该功能键选中时，按键背光灯变亮。

• 可以改变脉冲波的“频率/周期”“幅值/高电平”“偏移量/低电平”“起始相位”。

⑥ 数字键

用于输入参数，包括数字键 0 至 9、小数点“.”、符号键“+ / −”。

注意：要输入一个负数，需要在输入数值前输入一个符号“−”。

⑦ 旋钮

在参数设置时，用于增大(顺时针)或减小(逆时针)当前突出显示的数值。

在输入文件名时，用于切换软键盘中的字符。

⑧ 方向键

在使用旋钮参数设置时，用于切换数值的位。

在文件名输入时，用于改变移动光标的位置。

在存储或读取文件时，用于选择文件保存的位置或选择需要读取的文件。

⑨ 通道控制/输出端

Output 用于开启或者关闭通道的输出。

BNC 连接器，标称输出阻抗为 50 Ω。

当 Output 打开时(背光变亮)，该连接器以通道当前的配置输出波形。

⑩ 触发控制/输出端

Trigger 在脉冲串手动触发方式下，按下此键即产生一个手动触发信号。

BNC 连接器，标称输出阻抗为 50 Ω。

该连接器作为同步信号的输出口，以及外部触发扫频和外部触发脉冲串方式下外部触发信号的输入口。

⑪ 模式/辅助功能键

Mod —— 调制。可输出经过调制的波形，提供多种模拟调制和数字调制方式，可产生 AM、DSB-AM、FM、PM、ASK、FSK 和 PWM 调制信号。

- 支持内部调制源。
- 该功能键选中时，按键背光灯变亮。

Sweep —— 扫频。可产生“正弦波”“方波”“锯齿波”和“任意波”的扫频信号。

- 支持“线性”和“对数”两种扫频方式。
- 支持“内部”和“手动”两种触发源。
- 该功能键选中时，按键背光灯变亮。

Burst —— 脉冲串。可产生“正弦波”“方波”“锯齿波”“脉冲波”和“任意波”的脉冲串输出。

- 支持“N 循环”“门控”和“无限”3 种脉冲串模式。
- 噪声也可用于产生门控脉冲串。
- 支持“内部”和“手动”两种触发源。
- 该功能键选中时，按键背光灯变亮。

Store/Recall —— 存储调出功能。可存储/调出仪器状态或者用户编辑的任意波形数据。

- 支持文件管理系统，可进行文件常规操作。
- 内置一个非易失性存储器(C 盘)，并可外接一个 U 盘(D 盘)。
- 该功能键选中时，按键背光灯变亮。

Utility —— 辅助功能与系统设置。用于设置一些系统参数，查看版本信息。

- 该功能键选中时，按键背光灯变亮。

Help —— 帮助。获得本产品的内嵌帮助信息。

- 该功能键选中时，按键背光灯变亮。

⑫ 菜单软键

与其左侧的菜单一一对应，按下任意一软键激活对应的菜单。

2. 后面板

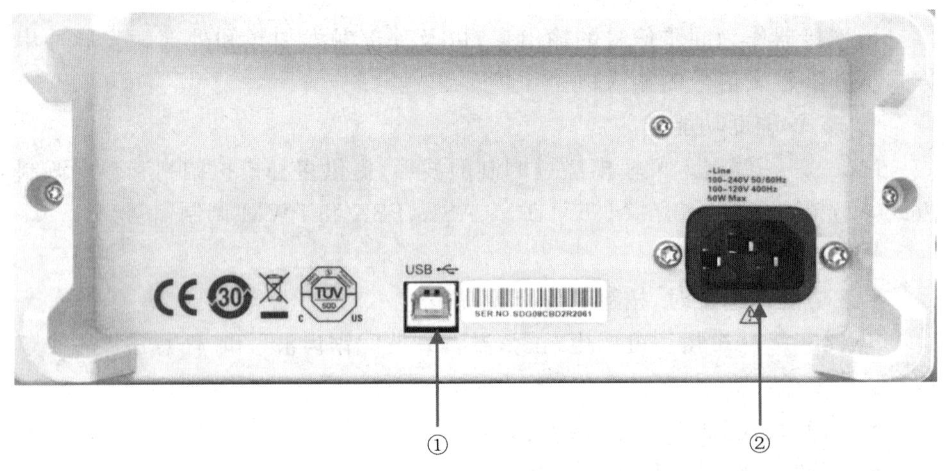

图 10-15　SDG 后面板

①USB Device

通过该接口可连接 PC，通过 EasyWave 软件对信号发生器进行控制。

②AC 电源输入

本信号发生器可以输入两种规格的交流电源：100 ~ 240 V，45 ~ 66 MHz，或者 100 ~ 127 V，45 ~ 440 Hz。

保险丝：1.25 A，250 V。

3. 用户界面

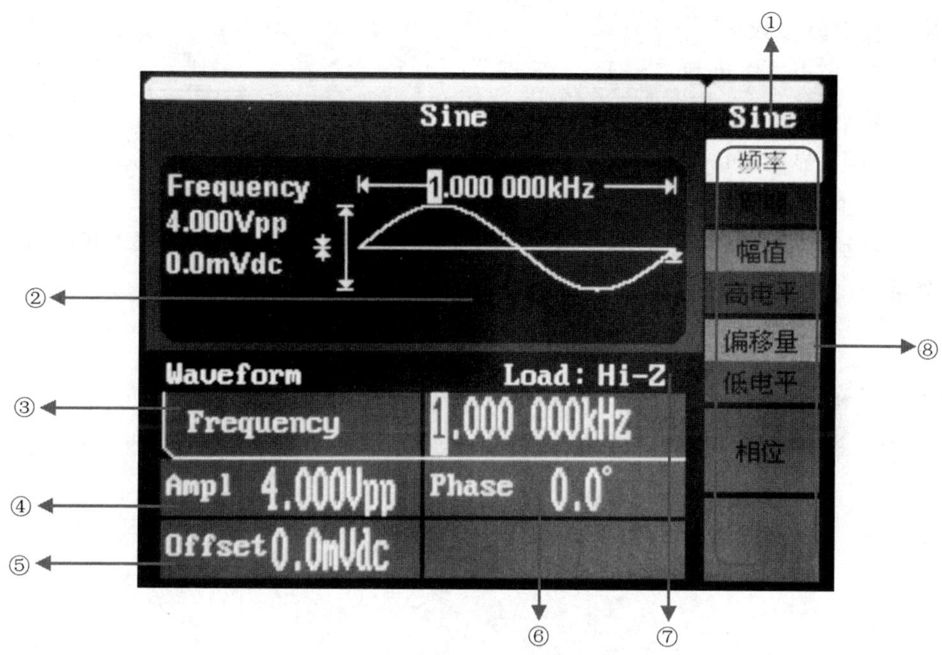

图 10-16　SDG 用户界面(正弦波)

① 当前功能

显示当前选中的功能名称。如“Sine”表示当前选中正弦波功能。

② 波形显示区

显示各通道当前选择的波形。

③Frequency—— 频率

显示各通道当前波形的频率。按相应的频率菜单后,通过数字键盘或旋钮改变该参数。

④Ampl—— 幅值

显示各通道当前波形的幅度。按相应的幅值菜单后,通过数字键盘或旋钮改变该参数。

⑤Offset—— 偏移量

显示各通道当前波形的直流偏移量。按相应的偏移量菜单后,通过数字键盘或旋钮改变该参数。

⑥Phase—— 相位

显示各通道当前波形的相位值。按相应的相位菜单后，通过数字键盘或旋钮改变该参数。

⑦Load—— 负载

显示各通道的负载配置。

高阻：显示“Hi-Z”；负载：显示默认的“50 Ω”。

⑧ 菜单

显示当前已选中功能对应的操作菜单。如图中显示“正弦波”的功能菜单。

实验十一　*RC* 电路暂态过程

一、实验目的

用示波器观察 RC 电路暂态过程，描出不同时间常数 τ 和不同频率输入信号所对应的充放电曲线。

二、实验仪器

YB4320G 型双踪示波器一台，THMJ-2 型 RLC 交流电路综合实验箱一台(内有信号发生器、电阻、电容、电感和导线等)。

三、实验原理

电容器通过电阻的充电、放电过程就是 RC 电路的暂态过程。在图 11-1 所示的电路中，当开关 K 拨到位置 1，电容器被充电，电容器上的电压 U_C 将从零按指数规律增加至电源电压 E 值，充电过程 U_C 随时间 t 的变化规律为：

$$U_C = E(1 - e^{-\frac{t}{RC}}) = E(1 - e^{-\frac{t}{\tau}})$$

当电键 K 拨到位置 2 时，则电容器对电路放电，U_C 将从 E 按指数规律衰减到 0，放电过程 U_C 随时间 t 的变化规律为：

$$U_C = E e^{-\frac{t}{RC}} = E e^{-\frac{t}{\tau}}$$

上两式中 $\tau = RC$，是电路的时间常数(或称弛豫时间)，它是反映电路暂态过程进行快慢的重要参量。τ 越大，充满电或放完电所需要的时间越长，即充、放电越慢；反之，τ 越小，充、放电进行得越快。一般我们认为充、放电时间达到 3～5 倍 τ 时，电容充、放电过程结束。U_C 值随时间的变化函数曲线如图 11-2 所示。当充电时间 $t=\tau$ 时，$U_C=E(1-e^{-1})=0.63E$；当放电时间 $t=\tau$ 时，$U_C=E\cdot e^{-1}=0.37E$。

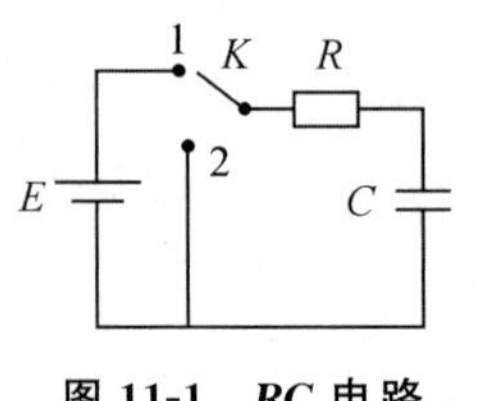

图 11-1　*RC* 电路

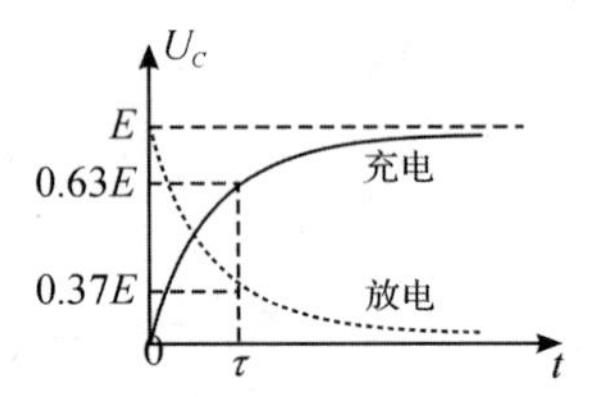

图 11-2　电容的充电、放电曲线

本实验中，用信号发生器产生的电压方波信号替代图 11-1 中的电源与电键的作用。当方波信号处于高电平时相当于电键 K 处于 1 的位置，即对 RC 电路充电；方波信号处于低电平时相当于电键 K 处于 2 的位置，即断开电源，RC 电路进行放电过程。因此，当对 RC 电路输入方波电压时，在方波半个周期内 RC 电路处于充电状态，另外半个周期内则处于放电状态。充电或放电所持续的时间都是方波周期的一半。

四、实验内容

1. 按图 11-3 连接电路。注意：在线路连接过程中，信号发生器需关闭；电容器一端需与信号发生器的负极相连。对于 RC 电路而言，图 11-3 中 1、2 端为其输入端口，3、4 为其输出端口。信号发生器产生的信号作为 RC 电路的输入信号，电容上的电压变化为输出信号。

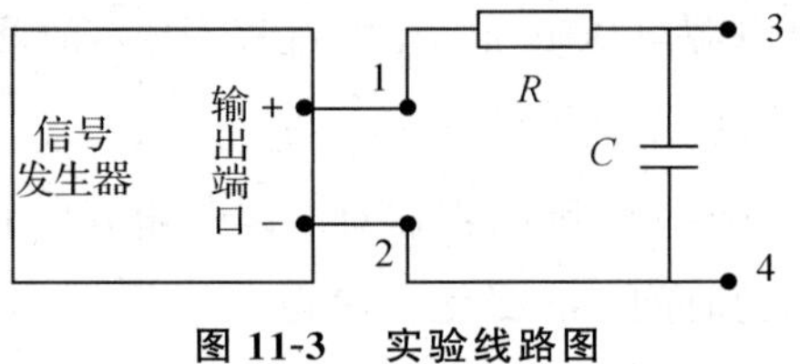

图 11-3　实验线路图

2. 调整电容 $C=0.038\ \mu F$，电阻 $R=13\ k\Omega$。调整示波器显示屏上 CH1、CH2 通道的信号基准线于同一水平线上。将双踪示波器的 CH1、CH2 分别连接到线路的 1、2 与 3、4 端，注意其中 2 与 4 为接地端(共地)。

3. 接通信号发生器，对 *RC* 电路输入方波信号：高低电平之间的差值为 4.0 DIV × 0.5 V/DIV，频率 200 Hz。观察电容的充、放电曲线即 U_C 随时间变化情况，以及 U_C 曲线与方波之间的关系。在同一张图上定性描绘 U_C 信号与方波信号，体现出两信号的同步状况、U_C 信号的最大值、曲线凹凸状况等。

4. 保持 $C=0.038\ \mu F$，方波频率 $f=200$ Hz，改变电阻值，观察 U_C 曲线的变化。思考：为什么有如此变化？描绘电阻 $R=6.6$ kΩ、13 kΩ 和 66 kΩ 时的 U_C 曲线，并作比较。

5. 保持 $R=13$ kΩ，方波频率 $f=200$ Hz，改变电容值，观察 U_C 曲线的变化。思考：为什么有如此变化？描绘电容 $C=0.19\ \mu F$、$0.038\ \mu F$ 和 $0.019\ \mu F$ 时的 U_C 曲线，并作比较。

6. 保持 $R=6.6$ kΩ，$C=0.038\ \mu F$，改变方波频率，观察 U_C 曲线的变化。思考：为什么有如此变化？描绘方波频率 $f=200$ Hz、400 Hz、2000 Hz 时的 U_C 曲线，并作比较。

五、实验记录与结论

表 11-1　$C=0.038\ \mu F$，$f=200$ Hz，$t=T/2=$ ______ ms

R/kΩ	6.6	13	66
τ/ms			
$\frac{t}{\tau}$			

观察结论

记录观察到方波及 U_C 曲线(定性示意图)：

表 11-2　$R = 13\ k\Omega, f = 200\ Hz, t = T/2 =$ ________ ms

$C/\mu F$	0.19	0.038	0.019
τ/ms			
$\frac{t}{\tau}$			

观察结论

记录观察到方波及 U_C 曲线(定性示意图)：

表 11-3　$R = 6.6\ k\Omega, C = 0.038\ \mu F, \tau =$ ________ ms

f/Hz	200	400	2000
$\frac{T}{2}/ms$			
$\frac{t}{\tau}$			

观察结论

记录观察到方波及 U_C 曲线(定性示意图)：

实验十二　惠斯通电桥测电阻

一、实验目的

1. 掌握用惠斯通电桥测电阻的原理和方法。
2. 掌握调节电桥平衡的操作方法。
3. 了解电桥灵敏度的概念和测量方法。

二、实验仪器

THQDQ-1B 型单、双臂电桥，待测电阻，万用表，直流稳压电源，开关。

三、实验原理

电阻是电路中的基本元件，采用伏安法测量电阻，由于电压表的分流和电流表的分压，有不可避免的系统误差，本实验我们用灵敏度和准确度都比较高的电桥法来测电阻。

电桥是一种利用电位比较法进行测量的仪器。由于它的灵敏度和准确度都比较高，所以，它在电磁测量技术中应用极为广泛。按使用范围可将它分为直流电桥和交流电桥两大类。交流电桥主要用来测量电容、电感和频率等交流电量。直流电桥主要用来测量电阻或与电阻有函数关系的其他物理量，配合其他的变换器，还能用来测量某些非电量(如温度、湿度、微小位移)。另外，还可通过接于桥臂上的光敏电阻或热敏电阻用于自动控制中。根据结构的不同，又可将电桥分为单臂电桥和双臂电桥两种。单臂电桥主要用于测量

$1 \sim 10^6\ \Omega$ 的中值电阻，双臂电桥则用于测量 $1\ \Omega$ 以下的低值电阻。直流单臂电桥又称惠斯通电桥，本次实验是用它来测量中值电阻。

（一）电路原理

直流单臂电桥的电路如图12-1所示，被测电阻 R_x 和标准电阻 R_0、R_1、R_2 构成电桥的四个臂。在 CD 端加上直流电压，AB 间串接检流计 G，用来检测其间有无电流（即 A、B 两点有无电势差）。“桥”指 AB 这段线路，它的作用是将 A、B 两点的电势直接进行比较，以确定电桥的平衡状态。

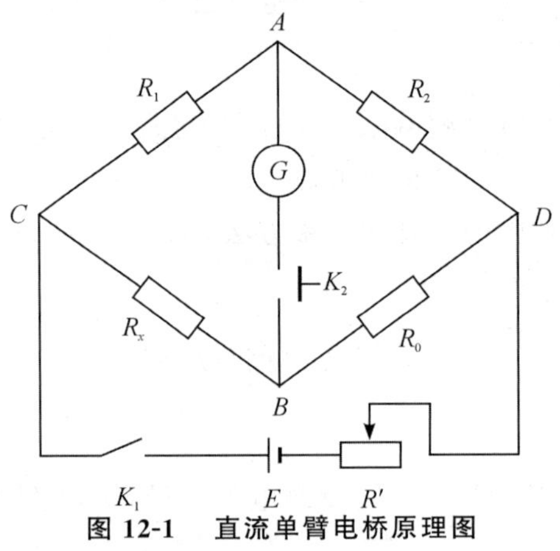

图 12-1　直流单臂电桥原理图

当电源接通后，电路中将有电流通过，并分别在各桥臂的电阻上产生电压降。在一般情况下，A、B 两点间将有电位差，因而，有电流 I_g 通过检流计，使检流计指针偏转。适当调节 R_1、R_2 或 R_0 的电阻值，可以使 A、B 两点的电位相等，检流计中无电流通过，即 $I_g=0$，称电桥达到了平衡。这时，电桥四个臂上电阻的关系为：

$$\frac{R_x}{R_0}=\frac{R_1}{R_2}\text{，或 } R_x=\frac{R_1}{R_2}\cdot R_0=kR_0 \tag{12-1}$$

上式称为电桥平衡条件。其中，$k=\dfrac{R_1}{R_2}$ 称为比率臂倍率，R_0 称为比较臂，R_x 称为测量臂。若 R_0 的阻值和倍率 k 已知，即可由上式求出 R_x。

调节电桥平衡方法有两种：一种是保持 R_0 不变，调节 R_1/R_2 的比值；另一种是保持 R_1/R_2 的比值不变，调节电阻 R_0。本实验采用后一种方法，即保持 R_1/R_2 不变。

(二) 电桥灵敏度

在实验中，检流计指零即认为电桥平衡。因检流计的灵敏度是有限的，从而给测量带来误差。为此引入电桥灵敏度 S 的概念：

$$S=\frac{\Delta n}{\Delta R_x} \tag{12-2}$$

式中 ΔR_x 是电桥平衡后 R_x 的微小改变量，Δn 是由改变量 ΔR_x 而引起的检流计指针偏转格数。灵敏度 S 的物理意义是电桥平衡后，改变待测电阻阻值大小引起检流计指针偏转的格数。S 越大，灵敏度越高。S 还可以写成

$$S=\frac{\Delta n}{\Delta I_G}\cdot\frac{\Delta I_G}{\Delta R_x}=S_i\cdot S_l \tag{12-3}$$

式中 S_i 为检流计的灵敏度；S_l 为线路灵敏度，它与电源电压、桥臂电阻及电阻位置有关。电源电压越高，电桥灵敏度越高；桥臂电阻越大，电桥灵敏度越低。定义相对灵敏度 $S_{相}$ 为

$$S_{相}=\frac{\Delta n}{\dfrac{\Delta R_x}{R_x}} \tag{12-4}$$

$$S_{相}=\frac{\Delta n}{\dfrac{\Delta R_x}{R_x}}=\frac{\Delta n}{\dfrac{\Delta R_0}{R_0}}=\frac{\Delta n}{\dfrac{\Delta R_1}{R_1}}=\frac{\Delta n}{\dfrac{\Delta R_2}{R_2}} \tag{12-5}$$

上式表明，可以通过测相对于标准电阻 R_0 的变化 ΔR_0，测量电桥的相对灵敏度。在计算由灵敏度带来的不确定度时，通常假定检流计的 0.2 分度为难以分辨的界限，由灵敏度带来的不确定度为

$$u_x=\frac{0.2}{S},\frac{u_x}{R_x}=\frac{0.2}{S_{相}} \tag{12-6}$$

电桥平衡时，若将检流计与电源易位，电桥仍然是平衡的，但易位前后电桥的灵敏度是不同的。可以证明，电桥中 $R_1=R_2$，即 $R_1/R_2=1$ 为最佳实验条件，此时灵敏度最高，相对不确定度最小。

四、实验内容与步骤

1. 在电池盒内，按极性装入 1.5 V 1 号电池五节和 2 节 9 V 6F22 电池，此

时电桥就能正常工作。在1号干电池缺省时也可以在外接工作电源接线柱上，按极性接入1.5 V直流电源，并且将工作电源选择开关打向“外接”位置。

2. 测量低值电阻时，采用双桥，将被测电阻 R_x 按图12-2所示四端连接法，接在电桥相应的 C_1、P_1、C_2、P_2 的接线柱上。如图12-2所示，AB 之间为被测电阻，AP_1 和 BP_2 为电位端引线，AC_1 和 BC_2 为电流端引线。

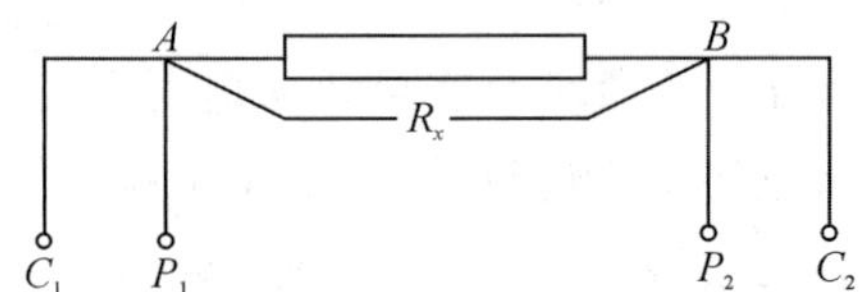

图 12-2　电阻四端接法示意图

3. 接入被测元件，估计被测阻值，选取相应的倍率、电源、读数盘。选择倍率时，应确保“×100”读数盘使用到，以保证测量精度。

4. 选择合适的电源，等稳定后，调节“调零”电位器使检流计指针在“零位”，灵敏度旋钮应放在适当位置。

5. 先按下并锁定 G 开关，再点按 B 开关（特别在测量0.1 Ω以下电阻时，B 开关应该间歇使用，连续按下时间一般不超过5分钟），调节读数盘读数，使检流计指针在零位上。如果发现灵敏度不够，应增加灵敏度。待检流计指针在零位上，释放 B 开关后，按下式计算被测电阻值：

单桥：　　$R_x = \text{单桥倍率} \times R$

双桥：　　$$R_x = \frac{R}{R_b} \times R_s$$

式中，R— 读数盘示值；

R_b— 比例臂电阻总值（1000 Ω）；

R_s— 标准电阻（双桥倍率）。

五、实验数据记录

表 12-1 单臂电桥测电阻

电阻标称值/Ω				
倍率				
电压/V				
R_0/Ω				
R_x/Ω				
Δn				
ΔR_x				
S				
$S_{相}$				
u_x				

六、注意事项

1. 测量时，已调零后，未按 B 按钮，按下 G 按钮后，检流计又偏离零位，则允许在 G 按下的情况再次调零，然后再按下 B 按钮进行测量。

2. 测量大电感电路的直流电阻时，应该先按下并锁定 B 开关，反之在结束时应先断开 G，再断开 B，以免损坏指零电路。

3. 测量 0.1 Ω 以下电阻时，工作电流较大，B 开关应该间歇使用。

4. 测量 0.1 Ω 以下阻值时，C_1、P_1、C_2、P_2 的接线柱到被测电阻之间的连接导线电阻值应小于 0.01 Ω。

5. 使用完毕后，应断开 B、G，电源选择在“断”位置，以切断工作电流和指零电路电源。

6. 当检流计指针偏格在使用中明显下降时，应考虑电桥电源及检流计电源已耗尽，应更换电池。

七、附录

单、双臂电桥主要技术指标及面板布置

1. 主要技术指标

(1) 使用范围:温度 5 ℃ ～ 45 ℃,相对湿度 25% ～ 80%。

(2) 测量范围:双桥:10^{-4} ～ 11.11 Ω,单桥:1 Ω ～ 111.100 kΩ。

(3) 准确度,测量上限及推荐电源见表 12-2。

表 12-2 准确度、测量上限及推荐电源

	倍率	测量上限	准确度	推荐电源
单桥	10^2	111.1 kΩ	$\pm(1\%R_x+10)$	13.5 V
	10	11.11 kΩ	$\pm(0.5\%R_x+5)$	4.5 V
	1	1.111 kΩ	$\pm(0.5\%R_x+0.5)$	4.5 V
	10^{-1}	111.1 Ω	$\pm(1\%R_x+1)$	1.5 V
	10^{-2}	11.11 Ω	$\pm(2\%R_x+2)$	1.5 V
双桥	10	11.11 Ω	$\pm(1\%R_x+0.01)$	1.5 V
	1	1.111 Ω	$\pm(1\%R_x+0.001)$	1.5 V
	0.1	0.1111 Ω	$\pm(2\%R_x+0.0002)$	1.5 V
	0.01	0.01111 Ω	$\pm(5\%R_x+0.00005)$	1.5 V

(4) 电桥线路与外壳之间的绝缘电阻 > 5 MΩ。

2. 面板布置

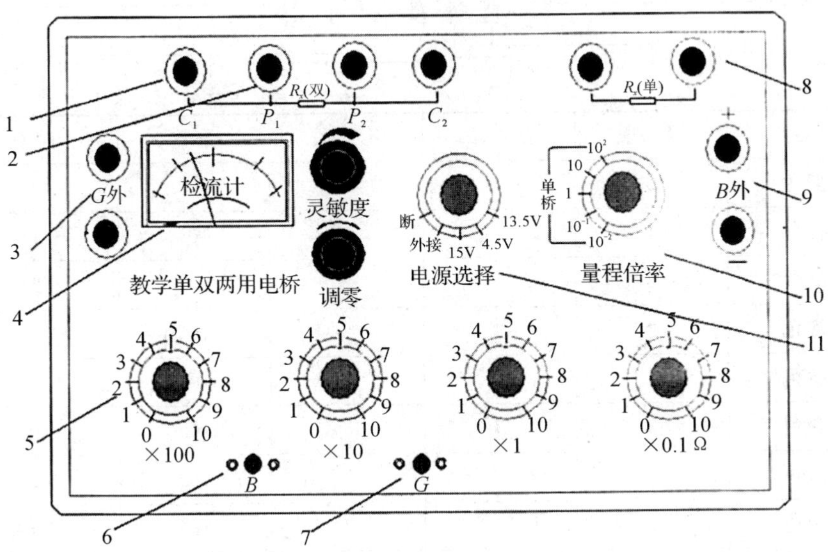

1—C_1、C_2:双桥电流端接线柱;2—P_1、P_2:双桥电压端接线柱;3—G外:外接检流计接线柱;4—检流计;5—读数盘;6—B:电桥工作电源接通开关;7—G:检流计接通开关;8—单桥接线柱;9—B外:外接电源;10—量程倍率开关;11—电源选择开关

图 12-3　面板布置

说明:G、B 两个开关均可点动接通和锁定接通。点动接通时,按下即接通,松开即断开;按下后再转动约 90°,即锁定接通,再转动约 90° 后,弹起则断开。

色标阻值识别法

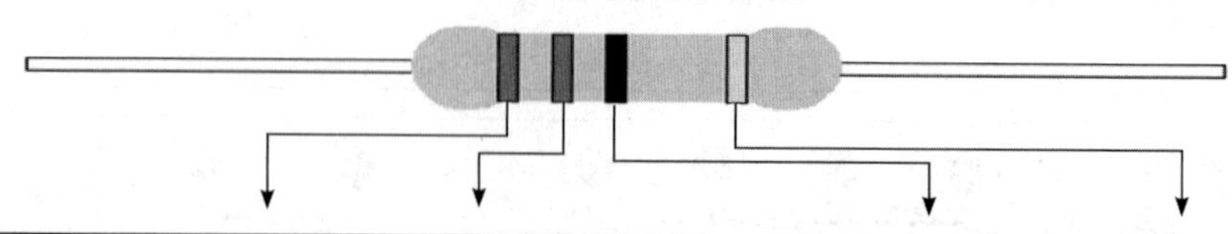

颜色	第一段	第二段	第三段	乘数	误差
黑色	0	0	0	10^{0}	
棕色	1	1	1	10^{1}	±1%
红色	2	2	2	10^{2}	±2%
橙色	3	3	3	10^{3}	
黄色	4	4	4	10^{4}	
绿色	5	5	5	10^{5}	±0.5%
蓝色	6	6	6	10^{6}	±0.25%
紫色	7	7	7	10^{7}	±0.10%
灰色	8	8	8	10^{8}	±0.05%
白色	9	9	9	10^{9}	
金色				10^{-1}	±5%
银色				10^{-2}	±10%
无色					±20%

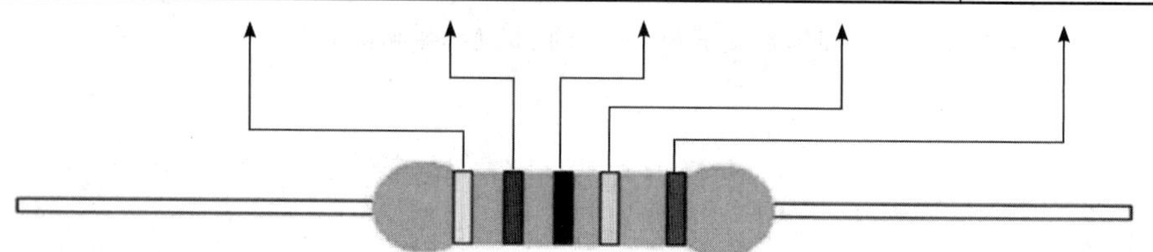

实验十三　心电图机的使用

一、实验目的

1. 了解心电图机的使用。
2. 了解心电图机的技术指标。

二、实验仪器

ECG-11B 心电图机，心电图纸。

三、实验原理

心脏搏动时发生电的变化，这变化可等效为一电偶，称为心电偶。心电偶可看成一个置于容积导体中的电偶极子，心电偶在体内形成心电场，心电偶的大小、方向、位置随时间而变化，反映在体表的电位也随时间而变化即心电图。心电图描记就是在体表指定部位安放电极板，并用导线连接到心电图机，通过导联选择开关按钮的变化，实现安在体表不同部位的电极信号接入电压放大器，通过放大、显示借以记录人体心电。用所得到的图形与对应位置的正常图形比较就可以了解心脏的一般情况。心电图反映了心脏活动情况，是诊断心脏疾病的一种手段。

心电图机由导联选择器、标准信号源、电压放大器、功率放大器、记录器、走纸装置和电源等部分组成。心电图机有五根导联线，以红、黄、绿（或蓝）、黑、白加以区别。当描心电图时，红导联线接右手，黄接左手，绿或蓝接左腿，黑接右腿，白接胸前，导联选择器是把接在人体上的五根导联线根据需要选择某一个导程送入放大器。例如导联开关旋向I时，导联选择器就把红黄两导联线接入电压放大器，其余导联线断开，心电信号经放大到足够的幅度后，再送入功率放大器进行功率放大，使心电信号有足够的功率，以便送入记录器后可以推动记录笔，使记录笔按心电变化规律进行摆动，描笔下的记录纸在走纸系统带动下匀速移动。这样，在记录纸上留下了心电的波形——心电图。

描记心电图时，为了对心电图进行定量测定和分析达到鉴别诊断的目的，不仅走纸速度一定，而且对于相同电压幅度的电信号，描笔也应该移动相同的幅值，也就是说放大器的放大倍数也应该是一定的，必须统一标准使用同一大小的增益，描出的图形才可以比较。因此，机器本身设有 1 mV 的信号源定标。即给电压放大器加 1 mV 的信号，调整增益，打定标使描笔上跳 10 mm 之后，再做心电图。描记心电图前，按 1 mV 标准信号调节增益使描笔正好打 10 mm，此为规定统一使用的标准。本实验用的心电图纸是压热型的，其表面化学物质遇压、热作用后会变黑。描笔温度高，不要用手触摸。

心电图机的方框图如图 13-1 所示：

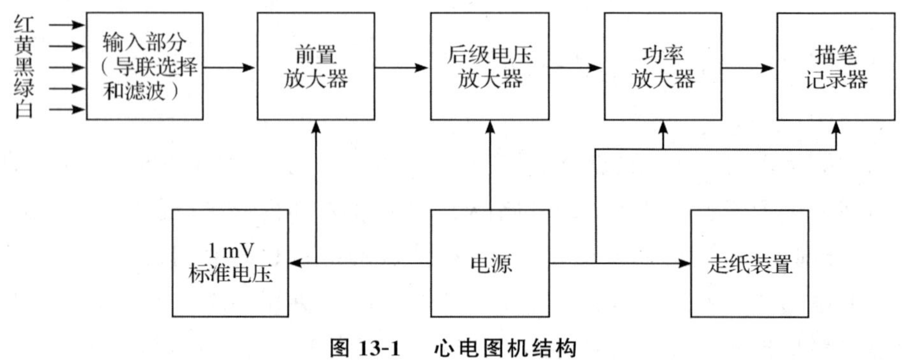

图 13-1　心电图机结构

四、实验内容与步骤

(一) 熟悉心电图机面板上各旋钮及开关的名称及作用

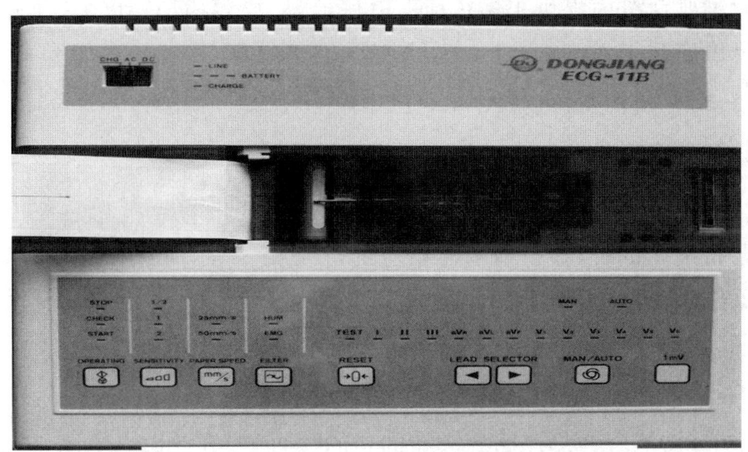

图 13-2　ECG-11B 正面

1. 供电模式选择开关(AC/DC/CHG)

电源开关	供电模式选择开关状态		
	AC(交流)	DC(直流)	CHG(充电)
ON	交流供电	电池供电	电池充电
OFF			

注:在任何不使用交流电源工作的场合(包括关机、搬运等),供电模式选择开关都应打在充电(CHG)状态。

2. 交流指示(LINE)

此灯亮说明仪器处于交流供电工作状态。

3. 直流指示(BATTERY)

使用电池供电时灯亮,四种亮度表示电池存电量。

4. 充电指示(CHARGE)

指示灯闪烁表示正在进行充电,灯恒亮表示充电完毕。

5. 基线位置调节器

调节描笔基线位置。

6. 定标键(1 mV)

按此键要由机内提供 1 mV 标准电压信号,检测描记幅度,从而确定心电图机的灵敏度和工作正常。

7. 手动/自动控制键(MAN/AUTO)

按此键可选择手动或自动转换导联工作方式。

8. 导联指示器(LEAD SELECTOR)

按导联选择键时,导联指示器相应的灯发亮,显示所选择导联位置,显示心电图工作状态。

9. 复位键(RESET)

使心电图描迹复位到起始状态。当作图过程中基线漂移过大时,只要简单按下该键,描笔就会迅速回到起始的中间位置,松开此键心电图机又继续描记。对 ECG-11B,按下该键,机器同时停止走纸。

10. 滤波功能键(FILTER)

按动此键可选择抑制交流电干扰(HUM)或人体肌电波干扰(EMG),并有相应指示灯或液晶显示。

11. 走纸速度选择键(PAPER SPEED)

分 25 mm/s、50 mm/s 挡,其中 25 mm/s 为标准纸速。

12. 灵敏度选择键(SENSITIVIY)

是心电波形的灵敏度选择功能键,有相应的指示灯或液晶表示所选灵敏度。“1”指示为标准灵敏度,“1/2”指示灵敏度衰减一倍,“2”指示灵敏度增大一倍,按键控制顺序为 1、1/2、2。

13. 操作控制键(OPERATING)

指示状态		动作	
指示灯	记录纸	描笔	笔温
STOP(停止)	停止	不工作	预热
CHECK(观察)	停止	按输入信号动作	加热
START(记录)	走纸	描记波形	加热

(二) 心电图机技术指标的测量

心电图机性能好坏,由一些具体参数来衡量,当使用心电图机时,应该首先对机器的主要性能做以下检查,看是否合乎要求。

1. 增益

正常心电图机的放大倍数为 5000 ～ 6000 倍,正常使用时,1 mV 信号放大后,记录笔描出 10 mm 的振幅,大约是 5000 倍,这是最起码的增益。

测量方法:置操作控制键于“CHECK”,按 1 mV 定标键观察记录笔摆动幅度。测试方法:把灵敏度选择键置于“1”,把记录键置于“START”,记录纸走动,以一定节拍按动定标键,不断打出方波,这个方波的振幅应为 10 mm,说明此机放大倍数合乎要求。

2. 噪音和漂移

噪音和漂移来自电路元件及外界影响;但它们有不同的地方,基线漂移一般指较缓慢的漂移,而噪音则指频率较快的扰动,正常心电图机要求机器内部所发生的噪音和漂移在记录纸上不反映出来。

测量方法:置操作控制键于“START”状态,使机器走纸,如果描笔在记录纸上留下平稳直线,如图 13-3a 所示,说明噪音和漂移很小;如果笔迹有微小抖动如图 13-3b 所示,则机器有噪音;若笔迹缓慢地上下摆动,如图 13-3c 所示,则是漂移;噪音和漂移同时发生,则如图 13-3d 所示。走纸记录 10 秒钟,漂移不大于 ±1 mm 且无杂波干扰为正常。

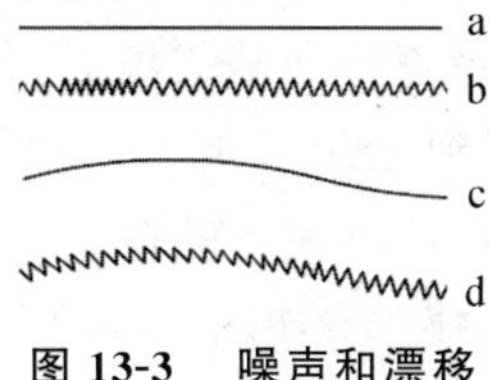

图 13-3　噪声和漂移

3. 阻尼

心电图机的记录器描笔和其他指针式仪表一样，当电流通过表头时指针会在相应的位置附近左右振动，这种描笔按本身固有频率的振动会使心电图失真，当信号频率 f 和电流计固有的自由振动频率（f_0）相等时，发生共振，振幅最大，因此需要加一个抑制谐振的力矩，这种力矩在心电图机中常称为“阻尼”。动圈式电流计的“阻尼”是利用描笔在记录纸上的摩擦和空气阻力而达到的。机器的阻尼是否正常，对所描记的心电图有很大影响，除阻尼正常外；常见的还有阻尼过大和过小两种情况，如图 13-4 所示。

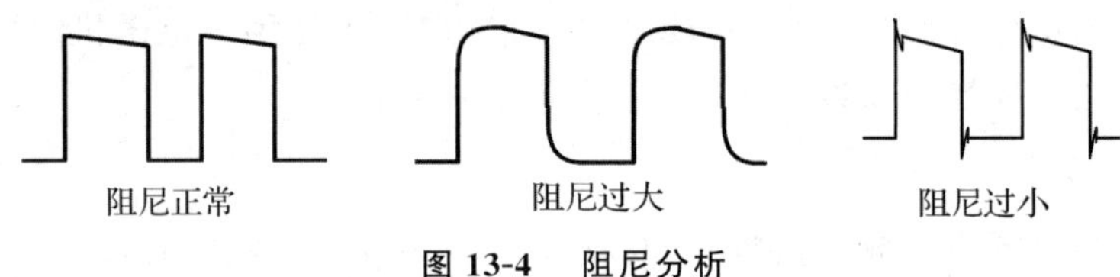

图 13-4　阻尼分析

测量方法：通电后，导联选择键置于“TEST”，操作控制键置于“START”，然后重复地按动“1 mV”定标电键，不断打出方波，观察波形的阻尼情况。

4. 放大器的对称性

心电图机对于等幅的正负信号放大倍数应该是相等的，将心电图放大器对正信号和对称等幅度负信号的放大倍数的比值称为心电图机放大的对称性，这个性能也影响心电波形的真实性。不但当记录笔处于记录纸中心线时应该对称而且作为一台质量很好的机器，基线偏上或偏下，工作时放大倍数也应对称。

测量方法：

（1）基线位于中心线的对称性测试：机器通电后，首先把描笔调至记录纸的中心位置上，增益调到 1 mV 信号打标为 10 mm，开动记录走纸开关，按下 1 mV 定标键，不立即撒手，记录笔应向上（幅值应为 10 mm），然后慢慢向下回落而描出一条向下的指数曲线，等记录笔回到基线位后，再撒开手，于是记录笔向下打出波形（幅值应为 10 mm），等到记录纸走了一段描笔重新回到基线后停止走纸，此时测量向上波形的振幅和向下波形的振幅是否相等。相等说明对称性好，如图 13-5b 所示；相差大则对称性差，如图 13-5a、图 13-5c 所示。

（2）基线偏上的对称性试验：其方法完全同上，不同点只是把描笔调至记录纸中心线以上 8 ～ 10 mm(即基线位于记录纸中心线以上 8 ～ 10 mm) 处进行实验。质量较差的机器,往往是向上的振幅小于向下的振幅,见图 13-5a。如果上下振幅的误差不超过 1.5 mm,则机器还是允许的。

(3) 基线偏下的对称性测试:方法同上,只要将描笔调至记录纸中心线以下 8 ～ 10 mm,质量差的往往出现向下振幅小于向上振幅,见图 13-5c。不超过 1.5 mm 仍为允许。

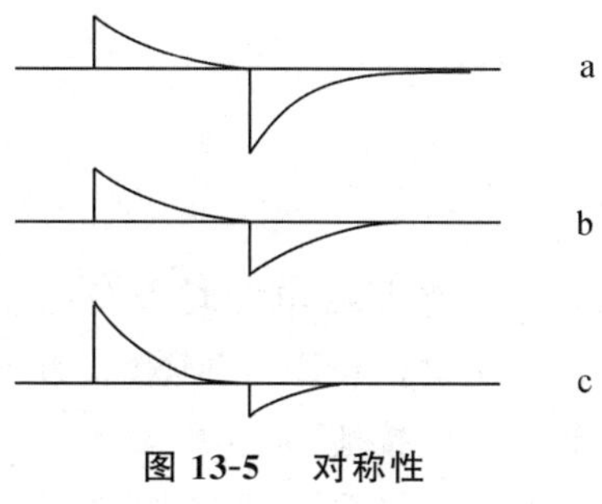

图 13-5　对称性

5. 走纸速度和时间常数

心电图机走纸速度一般有 25 mm/s 和 50 mm/s 两挡。走纸速度开关的准确直接影响对心电图的测量和分析。

测量方法:通电后将基线调至记录纸中心线上,增益调至打标 10 mm,将操作控制键置于"START",开始走纸,经 1 秒左右,记录纸走动平稳后,将 1 mV 标准信号电键按下不放,同时由另一手按下停表开始计时,约 4 ～ 5 秒后,同时按停表及松开 1 mV 电键,停止走纸。

根据停表所记录的时间和记录纸在该时间中移动的距离,即可获得走纸速度,与走纸速度开关比较,若两者的差在 1 mm/s 内为正常。

计算记录纸中图纸的振幅从 100% 即 10 mm 降到 37% 即 3.7 mm 所经过的时间,就是该机的时间常数。当速度为 25 mm/s 时,记录纸每 0.04 秒移动 1 小格。读出从 10 mm 降到 3.7 mm 时记录纸移动的格数 n 乘以 0.04 秒即得 $\tau = 0.04 \times n$(秒)。心电图机的时间常数一般为 1.5 ～ 3.5 s,值比 3.5 s 稍大是允许的,低于 1.5 s 则影响心电波形的诊断。

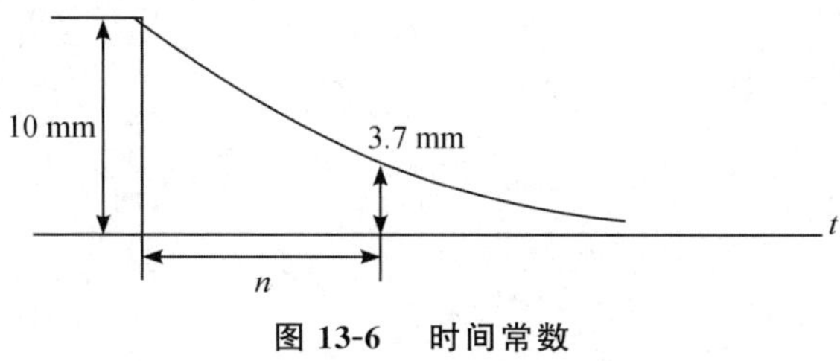

图 13-6　时间常数

五、注意事项

1. 测量心电图时若发现描笔高频颤动，表明有噪声存在，此时应该将操作控制键(OPERATING) 置 STOP(停止)，检查导线与人体接触是否良好，导线是否接地。

2. 心电图纸要节约使用。

实验十四　霍耳效应及其应用

一、实验目的

1. 了解霍耳效应的基本原理。

2. 学习消除副效应的影响的一种实验方法:对称测量法。

3. 测定样品材料的霍耳系数、导电率和导电类型,确定材料的载流子浓度以及迁移率。

二、实验仪器

TH-H 型霍耳效应实验组合仪一台。

TH-H 型霍耳效应实验组合仪由实验仪和测试仪两大部分组成,可测定样品的霍耳系数、电导率和导电类型,进一步计算出材料的载流子浓度及其迁移率。

(一) 实验仪

主要由规格为 >2500 GS/A 电磁铁、样品(N 型半导体硅单晶片)、样品架、I_S 和 I_M 换向开关、V_H 和 V_σ(即 V_{AC})测量选择开关组成。图 14-1 为实验仪的结构示意图。

1. 电磁铁

规格为 >3.00 kGS/A,磁铁线包的引线有星标者为头(见实验仪上图示),线包绕向为顺时针(操作者面对实验仪)。根据线包绕向及励磁电流 I_M 流向,可确定磁感应强度 B 的方向,而 B 的大小与励磁电流 I_M 的关系由制造厂家给定并标明在实验仪上。

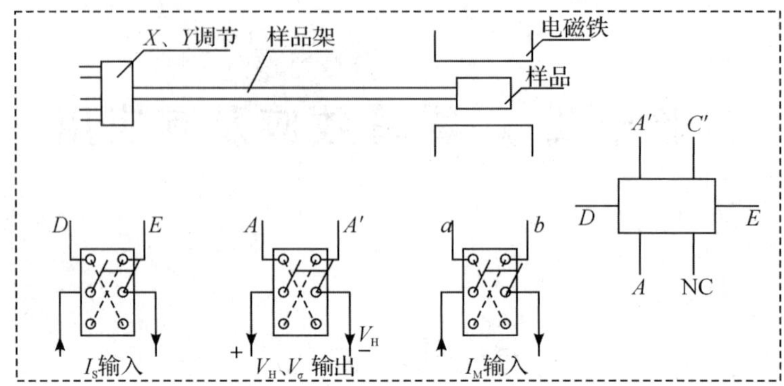

图 14-1 TH-H 型霍耳效应实验仪示意图

2. 样品和样品架

样品材料为 N 型半导体硅单晶片，两种样品的空脚的位置不同，如图 14-2(a) 和(b) 所示。样品的几何尺寸为：厚度 $d=0.5$ mm，宽度 $b=4.0$ mm，A、C 电极间距 $l=3.0$ mm。

样品共有三对电极，其中 A、A' 或 C、C' 用于测量霍耳电压 V_H，A、C 或 A'、C' 用于测量电导；D、E 为样品工作电流电极。各电极与双刀换接开关的接线见实验仪上图示说明。样品架具有 X、Y 调节功能及读数装置，样品放置的方位(操作者面对实验仪) 如图 14-2 所示。

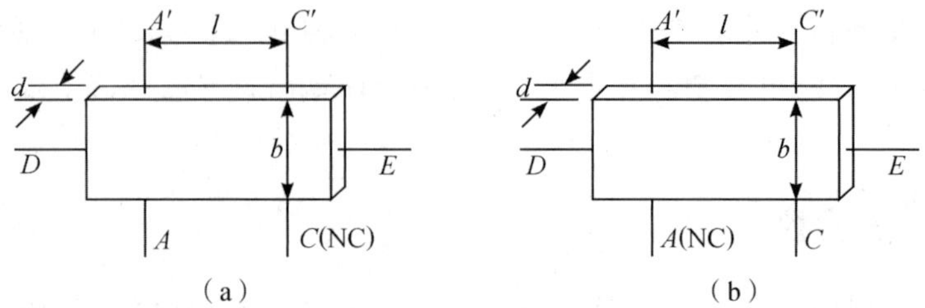

图 14-2 样品示意图

3. 换向开关及测量选择开关。

I_S 和 I_M 换向开关投向上方，则 I_S 及 I_M 均为正值，反之为负值；V_H 和 V_σ 测量选择开关投向上方测 V_H，投向下方测 V_σ。

(二) 测试仪

TH-H 型霍耳效应测试仪面板如图 14-3 所示，测试仪主要由样品工作电流源、励磁电流源和直流数字毫伏表组成。

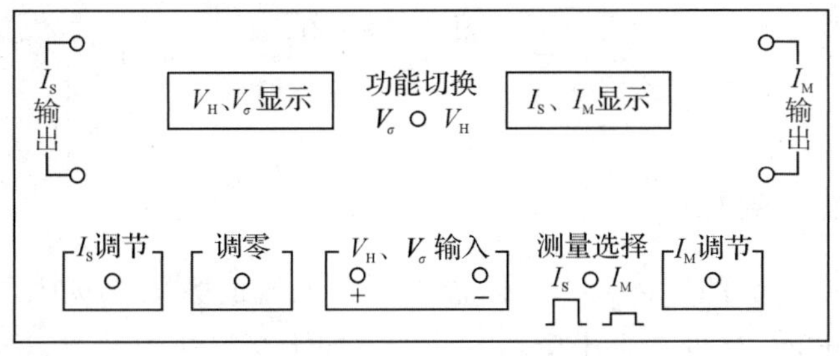

图 14-3　测试仪面板图

1. 样品工作电流源与励磁电流源

样品工作电流源由"I_S输出"端口输出，输出电流大小通过I_S调节旋钮调节，连续可调范围为 0 ～ 10 mA。励磁电流源由"I_M输出"端口输出，输出电流大小通过I_M调节旋钮调节，连续可调范围为 0 ～ 1 A。两组电流源彼此独立。I_S、I_M的值由同一只数字电流表进行显示，当把"测量选择"按键按下时显示I_M，放键时则显示I_S。

2. 直流数字电压表

V_H和V_σ通过功能切换开关由同一只数字电压表进行测量。电压表零位可通过调零电位器进行调整。当显示器的数字前出现"—"号时，表示被测电压极性为负值。

(三) 仪器使用注意事项

1. 仪器出厂前，霍耳片已调至电磁铁中心位置。霍耳片性脆易碎，电极甚细易断，严防撞击或用手去触摸，否则极易遭损坏！在需要调节霍耳片位置时，必须谨慎，切勿随意改变 y 轴方向的高度，以免霍耳片与磁极面摩擦而受损。

2. 测试仪面板上的"I_S输出"、"I_M输出"和"V_H、V_σ输入"三对接线柱应分别与实验仪上的三对相应的接线柱正确连接。严禁将"I_M输出"接到"I_S输入"或"V_H、V_σ输出"处，否则，一旦通电，霍耳片即遭损坏。

3. 仪器开机前或关机前均应先将I_S、I_M调节旋钮逆时针方向旋到底(指示器读数为"000")，使其输出电流趋于最小状态，然后再开机或关机，不可未将输出电流调至最小就直接接通或断开电源。

4. "V_H、V_σ切换开关"应始终保持闭合状态。

三、实验原理

(一) 霍耳效应

若把通有电流的导体或半导体置于垂直电流的方向磁场中，导体或半导体在垂直于电流，且也垂直于磁场方向的方向上会产生电势差，这种现象称为霍耳效应。如图 14-4 所示，若电流 I_s 沿 X 正方向，磁场 B 沿 Z 正方向，半导体或导体中的载流子在洛伦兹力 F_g 的作用下向 Y 的负方向偏转，因而聚积到下端面 AC 上，则上下端面 AC 与 $A'C'$ 间形成霍耳电场 E_H，产生霍耳电压 V_H（A、A' 电极之间的电压 $V_{AA'}$）。若载流子为正电荷（如 P 型半导体），E_H 为 Y 的正方向；若载流子为负电荷（如 N 型半导体），E_H 为 Y 的负方向。反之，通过测量的 V_H 正负可以判断出载流子的正负极性。

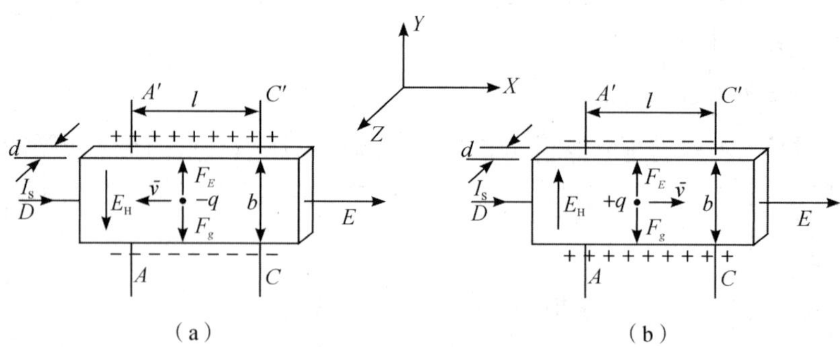

图 14-4　霍耳效应示意图

根据霍耳效应制作的元件称为霍耳元件或霍耳片。设霍耳元件的宽度为 b，厚度为 d，载流子带电量 q，浓度为 n，则霍耳电压 V_H 与 I_S、B 的关系是：

$$V_H=\frac{1}{nq}\cdot\frac{I_SB}{d}=R_H\cdot\frac{I_SB}{d} \tag{14-1}$$

其中，$R_H=\dfrac{1}{nq}$ 为霍耳系数，其国际制单位为 m^3/C。对于成品的霍耳元件，其 R_H 和 d 已知，因此在实际应用中式(14-1) 常为：$V_H=K_HI_SB$，其中比例系数 K_H 称为霍耳元件灵敏度（其值由制造厂家给出），它表示该器件在单位工作电流 I_S 和单位磁感应强度 B 下输出的霍耳电压。由以上公式可知，霍耳元件载流

子浓度 n 越小，元件越薄 d 越小产生的霍耳效应越明显。半导体的载流子浓度远比金属的载流子浓度小，因此常见霍耳元件是半导体制作的薄片或薄膜。

(二) 测量原理

1. 霍耳电压 V_H 的测量

在产生霍耳效应的同时，实际还伴随着多种副效应，因此 A、A' 两电极之间的电压是除了 V_H 值外还包含各种副效应引起的附加电压，必须设法消除。根据副效应产生的机理(参阅附录)可知，采用电流和磁场换向的对称测量法，基本上能够把副效应的影响从测量的结果中消除。具体的做法是：保持 I_S 和 B(即 I_M)的大小不变，以不同的 I_S 方向与不同的 B 方向进行组合(共有 4 种组合)，测 A、A' 两点之间的电压 V_1、V_2、V_3 和 V_4：

$+I_S$	$+B$	V_1
$+I_S$	$-B$	V_2
$-I_S$	$-B$	V_3
$-I_S$	$+B$	V_4

然后求它们的代数平均值，可得：

$$V_H = \frac{V_1 - V_2 + V_3 - V_4}{4}$$

2. 霍耳系数 R_H 计算以及导电类型的判定

根据公式(14-1)，若已知 I_S、B 和 d，通过测量 V_H 可得霍耳系数

$$R_H = \frac{V_H d}{I_S B} \tag{14-2}$$

实验中，磁感应强度 B 的大小根据其励磁电流 I_M 大小换算得到，B 与 I_M 的关系由制造厂家给定并标明在实验仪上。

根据 R_H 的符号可确定样品的导电类型。按图 14-4 所示的 I_S 和 B 的方向，若测得的 $V_H = V_{AA'} < 0$，(即点 A 的电势低于点 A' 的电势)则 R_H 为负，样品属 N 型；若测得的 $V_H > 0$，则样品为 P 型。

3. 样品材料中载流子浓度 n 的测定

若已知载流子的电量 $q = e = 1.6022 \times 10^{-19}$ C，则

$$n = \frac{1}{|R_H| e} \tag{14-3}$$

4. 电导率 σ 的测量,以及载流子的迁移率 μ 的计算

如图 14-4 所示,设 A、C 间的距离为 l,元件的横截面积(矩形)为 $S=bd$,流经霍耳元件(样品)的电流强度为 I_S,在零磁场下,测得 A、C(或 A'、C')间的电压为 V_σ,可由下式求得 σ:

$$\sigma=\frac{I_S l}{V_\sigma bd} \tag{14-4}$$

电导率 σ(电阻率 ρ 的倒数)与载流子浓度 n 以及迁移率 μ 之间的关系是:

$$\sigma=nq\mu \tag{14-5}$$

因此可得载流子的迁移率

$$\mu=R_H\sigma \tag{14-6}$$

四、实验步骤

(一) 连接测试仪和实验仪

按图 14-5 连接测试仪和实验仪之间相应的 I_S、V_H 和 I_M 各组连线(图中虚线所示的部分线路即样品各电极及线包引线与对应的双刀开关之间连线已由制造厂家连接好)。

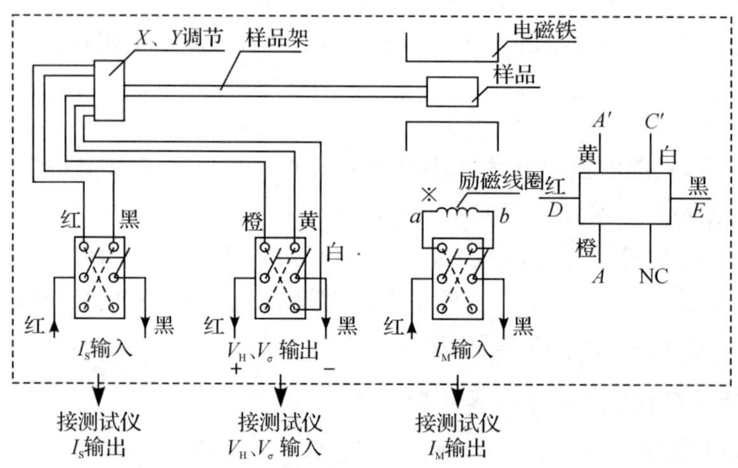

图 14-5 霍耳效应实验仪示意图

I_S 及 I_M 换向开关投向上方，表明 I_S 及 I_M 均为正值（即 I_S 沿 X 方向，B 沿 Z 方向），反之为负值。V_H、V_σ 切换开关投向上方测 V_H，投向下方测 V_σ。

测试仪的"I_S 调节"和"I_M 调节"旋钮均置零位（即逆时针旋到底）。认真检查确保无误后方可开启测试仪的电源。特别注意：严禁将测试仪的励磁电源"I_M 输出"误接到实验仪的"I_S 输入"或"V_H、V_σ 输出"处，否则一旦通电，霍耳元件即遭损坏！

（二）测绘 V_H-I_s 曲线求霍耳系数 R_H

1. 测试仪调零

将测试仪的"I_S 调节"和"I_M 调节"旋钮均置零位，待开机数分钟后若 V_H 显示不为零，可通过面板左下方小孔的"调零"电位器实现调零，即"0.00"。转动霍耳元件探杆支架的旋钮 X、Y，慢慢将霍耳元件移到螺线管的中心位置。

2. 将实验仪的"V_H、V_σ"切换开关投向 V_H 侧，测试仪的"功能切换"置 V_H。

3. 保持和 I_M 值大小不变（取 $I_M = 0.6$ A），改变 I_S 值的大小，测量不同 I_M、I_S 方向时对应的 V_1、V_2、V_3 和 V_4，记入表 14-1 中，并求 V_H。

4. 作 V_H-I_S 曲线并求斜率，代入式(14-2) 求霍耳系数 R_H。

（三）测绘 V_H-I_S 曲线求霍耳系数 R_H

1. 实验仪及测试仪各开关位置同上。

2. 保持 I_S 值大小不变（取 $I_S = 3.00$ mA），改变 I_M 值的大小，测量不同 I_M、I_S 方向时对应的 V_1、V_2、V_3 和 V_4，记入表 14-2 中，并求 V_H；

3. 作 V_H-I_S 曲线并求斜率，代入式(14-2) 求霍耳系数 R_H。

（四）测量 V_σ 值

1. 将"V_H、V_σ"切换开关投向 V_σ 侧，测试仪的"功能切换"置 V_σ。

2. 在零磁场下，取 $I_S = 2.00$ mA，测量 V_σ。

注意：I_S 取值不要过大，以免 V_σ 太大，毫伏表超量程（此时首位数码显示为 1，后三位数码熄灭）。

(五) 确定霍耳片的导电类型

将实验仪三组双刀开关均投向上方,即 I_S 沿 X 方向,B 沿 Z 方向,毫伏表测量电压为 $V_{AA'}$。取 $I_S=2$ mA,$I_M=0.6$ A,测量 V_H 大小及极性,判断样品导电类型。

(六) 结果计算

根据以上数据求霍耳片的 n、σ 和 μ 值。

五、数据记录

表 14-1 $I_M=0.6$ A 时不同 I_S 对应的霍耳电压

I_S /(mA)	V_1/mV	V_2/mV	V_3/mV	V_4/mV	V_H/mV
	$+I_S,+B$	$+I_S,-B$	$-I_S,-B$	$-I_S,+B$	
1.00					
1.50					
2.00					
2.50					
3.00					
3.50					

表 14-2 $I_s=3.00$ mA 时不同 I_M 对应的霍耳电压

I_M/A	V_1/mV	V_2/mV	V_3/mV	V_4/mV	V_H/mV
	$+I_S,+B$	$+I_S,-B$	$-I_S,-B$	$-I_S,+B$	
0.300					
0.400					
0.500					
0.600					
0.700					
0.800					

在零磁场下，取 $I_s=2.00$ mA 时 $V_\sigma=$ ________________。

当 $I_s=2$ mA，$I_M=0.6$ A，测得 $V_H=$ ________________。极性：________，说明该样品导电类型是 ________________。

六、附录　实验中霍耳元件的副效应及其消除方法

(一) 副效应

1. 不等势电压降 V_O

如图 14-6 所示，由于元件上的 A、A' 两电极不可能完全对称地焊在霍耳片的两侧，因此，当电流 I_S 通过时，就会产生不等势电压降 $V_O=I_Sr$，其中 r 为 A、A' 沿电流 I_S 方向的电阻。产生霍耳效应时，测量 $V_{AA'}$ 实际等于 V_H+V_O，把 $V_{AA'}$ 当成完全是霍耳电压 V_H，使得 V_H 值偏大（当 V_O 与 V_H 同号）或偏小（当 V_O 与 V_H 异号），产生了系统误差。由于 V_H 的符号取决于 I_S 和 B 两者的方向，二者同时改变时 V_H 是不变的；而 V_O 与磁感应强度 B 的方向无关且当 I_S 的方向相反时，V_O 恰好是相反数，因此可以通过改变 I_S 的方向来消除 V_O。另一方面，目前生产工艺水平较高，A、A' 两电极错位不大，如本实验所用的 N 型半导体硅单晶切薄片产生的 V_O 不等势电压只有几百微伏左右，故一般可以忽略不计，也可以用一支电位器加以平衡。

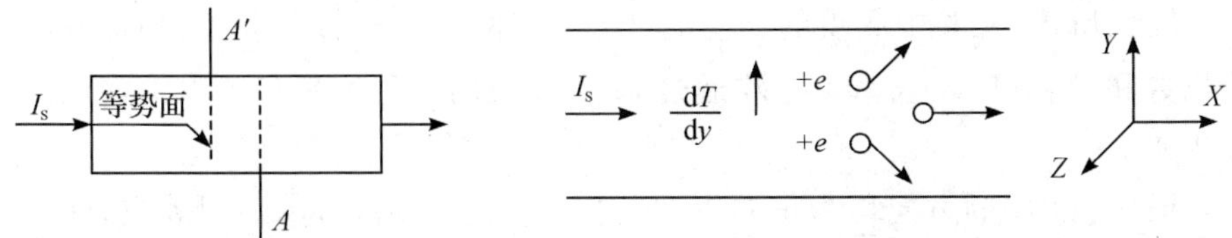

图 14-6　不等势电压降产生原理　　**图 14-7　热电效应引起的附加电压**

2. 热电效应引起的附加电压 V_E

如图 14-6 所示，由于实际上载流子迁移速率 $\bar{v}$ 服从统计分布规律，构成电流的载流子速度不同，它们受到的洛伦兹力大小不同。假设速度为 v 的载流子所受的洛伦兹力与霍耳电场的作用力刚好抵消，则速度小于 v 的载流子受到的洛仑磁力小于霍耳电场的作用力，将向霍耳电场作用力方向偏转；而速

度大于 v 的载流子受到的洛伦磁力大于霍耳电场的作用力，将向洛伦磁力力方向偏转。这样使得一侧高速载流子较多，相当于温度较高，另一侧低速载流子较多，相当于温度较低，从而在 Y 方向引起温差 $T_A - T_{A'}$，由此产生的热电效应在 A、A' 电极上引入附加温差电压 V_E，这种现象称为爱延好森效应。这种效应的建立需要一定的时间，如果采用直流电则由于爱延好森效应的存在而给霍耳电压的测量带来误差，如果采用交流电，则由于交流变化快使得爱延好森效应来不及建立，可以减小测量误差，因此在实际应用霍耳元件片时，一般都采用交流电。由于 $V_E \propto I_S B$，其符号与 I_S 和 B 的方向的关系跟 V_H 是相同的，因此不能用改变 I_S 和 B 方向的方法予以消除，但其引入的误差很小，可以忽略。

3. 热磁效应引起的附加电压 V_N 和 V_{RL}

因器件两端电流引线的接触电阻不等，通电后在接点两处将产生不同的焦耳热，导致在 X 方向有温度梯度，引起载流子沿梯度方向扩散而产生热扩散电流，该电流在磁场作用下，类似于霍耳效应在 Y 方向上产生一附加电压 V_N。V_N 的符号只与 B 的方向有关，与 I_S 的方向无关，因此可通过改变 B 的方向予以消除。X 方向的热扩散电流，因载流子的速度统计分布，和第 2 点中所述的同一道理将在 Y 方向产生温度梯度，进而引入的附加电压 V_{RL}。V_{RL} 的符号只与 B 的方向有关，亦能消除。

（二）消除方法

综上所述，实验中测得的 $V_{AA'}$ 除 V_H 外，还包含 V_O、V_N、V_{RL} 和 V_E 各电压的代数和，其中 V_O、V_N 和 V_{RL} 均通过 I_S 和 B 换向对称测量法予以消除。具体方法如下：

设 I_S 和 B 的方向均为正向时，测得 $V_{AA'}$ 记为 V_1，考虑各副效应，即：

$$V_1 = V_H + V_O + V_N + V_{RL} + V_E \tag{14-7}$$

保持 I_S 的方向不变，将 B 换为反方向，测得的电压记为 V_2，此时 V_H、V_N、V_{RL}、V_E 均改号而 V_O 符号不变，即：

$$V_2 = -V_H + V_O - V_N - V_{RL} - V_E \tag{14-8}$$

同理，按照上述分析，当为 $-I_s$、$-B$ 时

$$V_3 = V_H - V_O - V_N - V_{RL} + V_E \tag{14-9}$$

当为 $-I_s$、$+B$ 时

$$V_4 = -V_H - V_O + V_N + V_{RL} - V_E \tag{14-10}$$

以上四组数据求代数平均值，可得

$$\frac{V_1 - V_2 + V_3 - V_4}{4} = V_H + V_E$$

由于V_E符号一直与V_H相同，故无法消除。但在非大电流，非强磁场下，$V_H \gg V_E$，因此V_E可略而不计，所以霍耳电压为：

$$V_H = \frac{V_1 - V_2 + V_3 - V_4}{4} \tag{14-11}$$

实验十五　液体表面张力系数的测量

一、实验目的

1. 了解 THQZL-1 型液体的表面张力系数实验仪的基本结构，掌握用标准砝码对测量仪进行定标的方法，计算该传感器的灵敏度。

2. 掌握用拉脱法测定纯水的表面张力系数及用逐差法处理数据。

二、实验仪器

游标卡尺，酒精，蒸馏水，干湿温度计，THQZL-1 型液体表面张力系数测量实验仪一台。

仪器介绍：

THQZL-1 型液体表面张力系数测量实验仪主要包括实验仪和测试台两个部分。

实验仪主要用于显示作用在传感器上力的大小及提供测试台工作电源，其面板如图 15-1 所示。由调零电位器、高精度电阻应变式传感器、工作电源、数字电压表等组成。

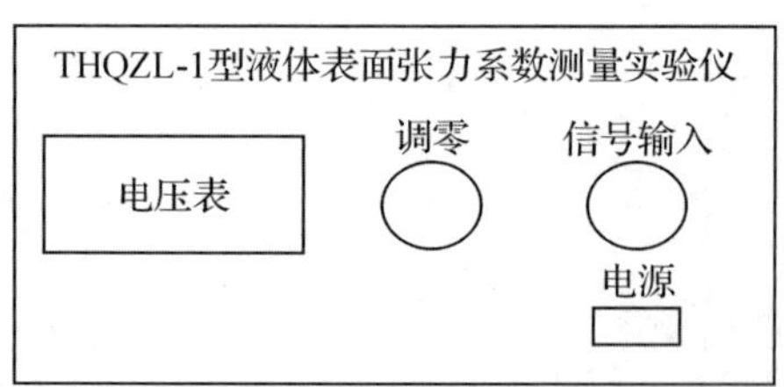

图 15-1　THQZL-1 型液体表面张力系数测量实验仪面板

测试台装置如图 15-2 所示，包括测试台底座、水平调节螺钉、水平仪、升降调节螺钉、支撑悬臂、导向悬臂、悬挂线、均质圆环、10 g 高精度电阻应变式传感器、支撑杆等。其中高精度电阻应变传感器由弹性梁和贴在梁上的传感器金属铂片组成。金属铂片组成一个非平衡电桥，当金属悬梁臂上挂一重物时，电桥失去平衡，此时将有电压信号输出，输出电压大小 U 与所加重物的重量 G 成正比，即

$$U = K \cdot G \tag{15-1}$$

式中，K 为高精度金属铂片式力敏传感器的灵敏度。每个传感器的灵敏度 K 都有所不同，在实验前，应先进行定标以确定 K 值，确定后，通过实验仪上数字电压表显示的数值可求得金属悬梁臂上所受的外力大小。

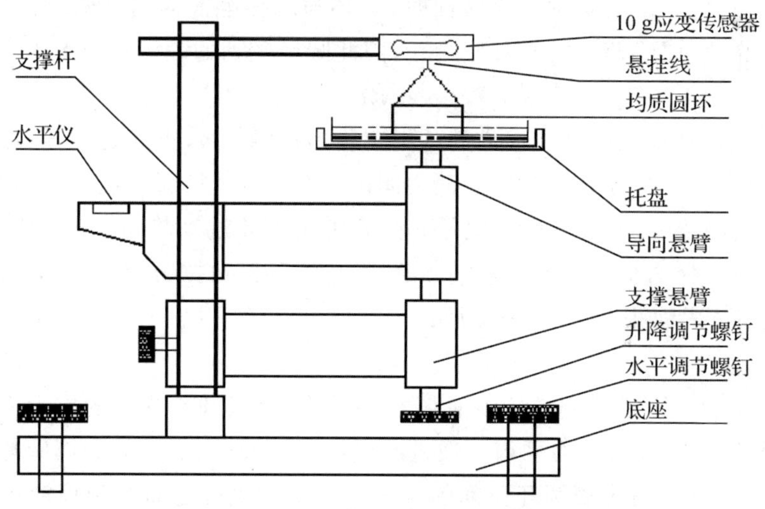

图 15-2　THQZL-1 型液体表面张力系灵敏测试台结构图

三、实验原理

处于液体表面层的液体分子受力情况不同于液体内部的分子，有挤入液体内部的趋势，使得液体表面积有尽可能缩小的趋势，即液体表面存在着一种收缩的张力，叫表面张力。表面张力 F 处在液面的切面上且垂直于分界线，其大小正比于分界线的长度 l，即

$$F = \alpha \cdot l$$

比例系数 α 称为表面张力系数，单位为 N/m，是表征液体性质的一个重要参数。因此，可以通过测量一定长度分界线上的表面张力的大小，求得液体的表面张力系数。

本实验采用拉脱法测定液体的表面张力系数。拉脱法是一种通过测量将金属环拉离液面所需要的力的大小来推算该液体的表面张力系数的方法。将均匀的金属圆环浸入液体中，然后将其慢慢地拉出水面，由于表面张力的作用，金属圆环会带起一个水膜，水膜如图 15-3(a) 所示。圆环受到拉力 F'、圆环和它所沾附水的总重量 mg 和液体的表面张力 F，图中表面张力 F 均匀作用在圆环上且与各处的液面相切，如图 15-3(b) 所示。假设金属圆环的外径和内径分别为 d_1、d_2，则拉离液面时，圆环与水接触面为内外两个面，接触线长度近似为金属圆环的内、外圆周长，因此圆环受到的表面张力大小为：

$$F = \alpha \cdot \pi(d_1 + d_2) \tag{15-1}$$

弯曲的液面与圆环表面之间的夹角称为接触角 θ，也就是说，圆环上各处的表面张力 F 的方向与圆环表面之间的夹角为 θ。将圆环慢慢拉出水面时，表面张力 F 的方向随液面的改变而改变，接触角 θ 逐渐趋向于零。因此，F 的方向趋向于竖直向下。在液膜将要破裂前瞬间受到拉力 F_1'、金属圆环重力 mg 和液体表面张力 F，三力平衡：

$$F_1' = F + mg \tag{15-2}$$

在液膜破裂后瞬间液体表面张力 F 消失，金属圆环受到的拉力 F_2' 与金属圆环重力 mg，这两力平衡。通过测量液膜破裂前、后瞬间金属圆环受到的拉力差值，即获得金属圆环受到的表面张力 F 大小，进而得到该液体的表面张力系数

$$\alpha = \frac{F_1' - F_2'}{\pi(d_1 + d_2)} = \frac{F}{\pi(d_1 + d_2)} \tag{15-3}$$

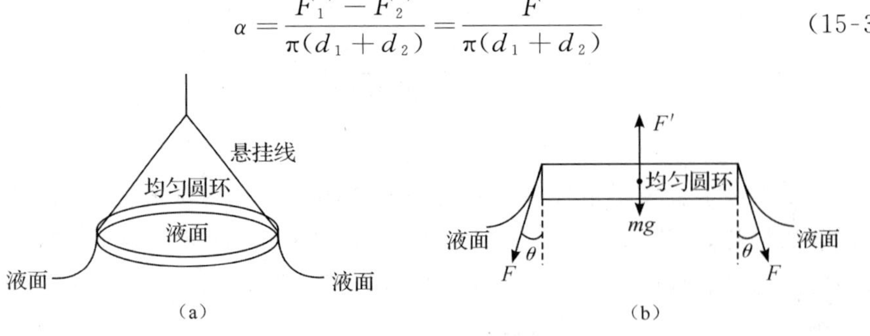

图 15-3　金属圆环从液面缓慢拉出

四、实验内容

1. 用游标卡尺测金属吊环内外直径，记入表格15-1。

2. 准备工作

开机预热15分钟以上。调节测试台底部三个水平调节螺钉，使水平仪指示在中心位置。清洗有机玻璃器皿和金属圆环，将金属圆环在酒精溶液中浸泡20～30秒，然后用蒸馏水洗净，晾干备用。

3. 应变传感器的定标

旋转调零电位器，将仪器数显显示值调零。将砝码盘轻轻地挂在传感器梁外端的悬挂线上，再用镊子依次把质量$m=1$ g、2 g、3 g、4 g、5 g、6 g、7 g、8 g的砝码轻轻地加到砝码盘上，记录数字电压表相应的读数值U，记入表15-2。用逐差法求出传感器灵敏度K。

4. 测定蒸馏水的表面张力系数。

取走砝码和砝码盘，换上已经清洗晾干的金属吊环。调节升降调节螺钉，将待测液体(蒸馏水)升至靠近圆环的下底部，均质圆环的底面应与水面平行。圆环是否与水面平行对实验结果有很大的影响，出厂前已经调试好，请勿用力拉扯，或将其折弯。

调节容器下的升降调节旋钮，使其渐渐上升，将圆环的底部全浸没水面，然后反向调节升降螺钉，使水面逐渐下降。这时，金属圆环和水面间形成一环形液膜，记录即将拉断水膜前一瞬间数字电压表读数值U_1和水膜拉断后一瞬间数字电压表读数值U_2，将数据记入表15-3。重复5次，求其平均数。注意：调节升降螺钉时应尽量减小液面波动，以提高实验的准确度。

五、注意事项

1. 实验中注意事项

(1) 定标时，放砝码注意一定要用镊子，切勿用手。

(2) 均质圆环及吊绳在公司出厂之前已调试好，请勿用力拉扯或折弯。

(3) 实验时圆环表面光洁程度与实验有很大关系，请勿划伤或使其形变。

(4) 实验时如果用蒸馏水,要注意水的洁净度,否则会影响实验误差。

(5) 调节使水面下降时,应使其缓缓下降,下降时水面应保持静止,吊环也不可晃动,否则会增大实验误差。

(6) 做实验时间最好加防风罩,风和灰尘都会对实验有影响。

2. 安全注意事项

(1) 实验盛水的容器为玻璃器皿,一定要注意安全。

(2) 实验架其余部分均为金属部件,请注意安全,切勿用其玩耍。

(3) 注意用电安全。

六、数据记录与处理

实验室温度 $T_1=$__________,$T_2=$__________,$\overline{T}=$__________。

表 15-1 金属均匀圆环内外直径的测量

	d_1/mm	d_2/mm
1		
2		
3		
4		
5		
平均		

表 15-2 传感器灵敏度的定标

m/g	1	2	3	4	5	6	7	8
U/mV								
ΔU_i/mV					注:$\Delta U=U_{i+4}-U_i$			
$\overline{\Delta U}$/mV					注:$\overline{\Delta U}=\frac{\sum_{i=1}^{n}(U_{i+4}-U_i)}{n}$			
K/($\mathrm{V\cdot N^{-1}}$)					$K=\frac{1}{4g}\times\overline{\Delta U}$ $g=9.80665$ N/kg			

表 15-3　水膜拉断前后瞬间数字电压表读数值

	U_1/mV	U_2/mV	ΔU/mV	F/N	$\alpha/(\times 10^{-3}\,\mathrm{N\cdot m^{-1}})$
1					
2					
3					
4					
5					

$$\overline{\alpha}=\frac{\sum_{i=1}^{5}\alpha_i}{n}=\underline{\qquad\qquad\qquad\qquad}；$$

$$S_\alpha=\sqrt{\frac{\sum_{i=1}^{n}(\alpha_i-\overline{\alpha})^2}{n-1}}=\underline{\qquad\qquad\qquad}；$$

$$S_{\overline{\alpha}}=\frac{S_\alpha}{\sqrt{n}}=\underline{\qquad\qquad\qquad\qquad}；$$

结果：$\alpha=\overline{\alpha}\pm S_{\overline{\alpha}}=\underline{\qquad\qquad\qquad}$。

附录一　国际单位制单位

国际单位制(SI)基本单位		
物理量	名　称	代　号
长度	米	m
质量	千克	kg
时间	秒	s
电流强度	安培	A
热力学温度	开尔文	K
物质的量	摩尔	mol
发光强度	坎德拉	cd
主要物理量的 SI 制单位名称及代号		
物理量	名　称	代　号
面积	平方米	m^2
体积	立方米	m^3
摩尔体积	立方米每摩尔	m^3/mol
比容	立方米每千克	m^3/kg
频率	赫兹	Hz(1/s)
密度	千克每立方米	kg/m^3
摩尔质量	千克每摩尔	kg/mol
速度	米每秒	m/s
角速度	弧度每秒	rad/s
力	牛顿	N
压强	帕斯卡	Pa(N/m^2)
表面张力	牛顿每米	N/m

续表

主要物理量的 SI 制单位名称及代号		
物理量	名　称	代　号
冲量、动量	牛顿秒	N·s
功、能量、热量、焓	焦耳	J(N·m)
摩尔内能、摩尔焓	焦耳每摩尔	J/mol
功率	瓦特	W(J/s)
热容量、熵	焦耳每开尔文	J/K
摩尔热容量、摩尔熵	焦耳每摩尔开尔文	J/(mol·K)
比热	焦耳每千克开尔文	J/(kg·K)
黏滞系数	牛顿秒每平方米	$N \cdot s/m^2$
导热系数	瓦特每米开尔文	W/(m·K)
扩散系数	平方米每秒	m^2/s
电量	库仑	C(A·s)
电压、电动势	伏特	V(W/A)
电阻	欧姆	Ω(V/A)

附录二　基本物理常量

量	符号或方程	量值
真空中光速	c	$299792458\ \mathrm{m\cdot s^{-1}}$
真空电容率	$\varepsilon_0=1/(\mu_0 c^2)$	$8.854188\times10^{-12}\ \mathrm{F\cdot m^{-1}}$
真空磁导率	μ_0	$12.566\ 371\times10^{-7}\ \mathrm{N\cdot A^{-2}}$
引力常量	G	$6.6720\times10^{-11}\ \mathrm{m^3\cdot kg^{-1}\cdot s^{-2}}$
普朗克常量	h	$6.626\ 0693(11)\times10^{-34}\ \mathrm{J\cdot s}$
基元电荷	e	$1.60217733\times10^{-19}\ \mathrm{C}$
电子质量	m_e	$9.109534\times10^{-31}\ \mathrm{kg}$
质子质量	m_p	$1.67262171(29)\times10^{-27}\ \mathrm{kg}$
经典电子半径	$r_e=e^2/(4\pi\varepsilon_0 m_e c^2)$	$2.817940325(28)\times10^{-15}\ \mathrm{m}$
标准重力加速度	g_n	$9.80665\ \mathrm{m\cdot s^{-2}}$
标准大气压	atm	101325 Pa
阿伏伽德罗常量	N_A	$6.022045\times10^{23}\ \mathrm{mol^{-1}}$
玻尔兹曼常量	k	$1.380622\times10^{-23}\ \mathrm{J\cdot K^{-1}}$
标准状态下理想气体摩尔体积	$N_\mathrm{A}k(273.15\ \mathrm{K})/(101\ 325\ \mathrm{Pa})$	$22.413996(39)\times10^{-3}\ \mathrm{m^3\cdot mol^{-1}}$